RÉPUBLIQUE FRANÇAISE.

MINISTÈRE DE L'INTÉRIEUR.

DIRECTION DE L'ASSISTANCE ET DE L'HYGIÈNE PUBLIQUES,
BUREAU DE L'HYGIÈNE PUBLIQUE.

COMITÉ CONSULTATIF D'HYGIÈNE PUBLIQUE DE FRANCE.

RAPPORT
SUR LA VACCINE,

PAR

M. LE Dr A. PROUST,

INSPECTEUR GÉNÉRAL DES SERVICES SANITAIRES,
PROFESSEUR À LA FACULTÉ DE MÉDECINE, MEMBRE DE L'ACADÉMIE,
MÉDECIN DE L'HÔTEL-DIEU.

(Extrait du Recueil des travaux du Comité consultatif d'hygiène publique
de France et des actes officiels de l'Administration sanitaire.)

PARIS.

IMPRIMERIE NATIONALE.

M DCCC LXXXIX.

RÉPUBLIQUE FRANÇAISE.

MINISTÈRE DE L'INTÉRIEUR.

DIRECTION DE L'ASSISTANCE ET DE L'HYGIÈNE PUBLIQUES.
BUREAU DE L'HYGIÈNE PUBLIQUE.

COMITÉ CONSULTATIF D'HYGIÈNE PUBLIQUE DE FRANCE.

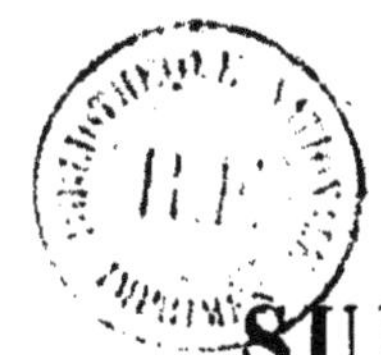

RAPPORT
SUR LA VACCINE,

PAR

M. LE Dr A. PROUST,

INSPECTEUR GÉNÉRAL DES SERVICES SANITAIRES,
PROFESSEUR À LA FACULTÉ DE MÉDECINE, MEMBRE DE L'ACADÉMIE,
MÉDECIN DE L'HÔTEL-DIEU.

(EXTRAIT DU RECUEIL DES TRAVAUX DU COMITÉ CONSULTATIF D'HYGIÈNE PUBLIQUE
DE FRANCE ET DES ACTES OFFICIELS DE L'ADMINISTRATION SANITAIRE.)

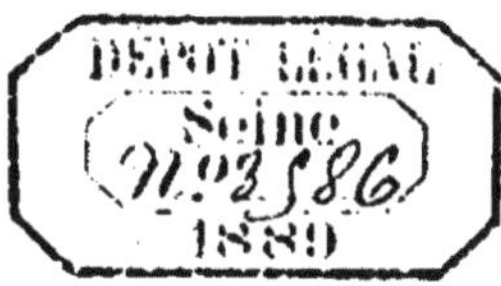

PARIS.

IMPRIMERIE NATIONALE.

M DCCC LXXXIX.

SOMMAIRE.

RAPPORT SUR LA VACCINE.

DOCUMENTS ANNEXES.

FRANCE.

ÉTRANGER.

RAPPORT

SUR LA VACCINE,

par M. le Dr A. PROUST.

I. — INTRODUCTION.

La variole est actuellement disséminée sur une très grande partie du globe.

On l'observe à Cuba, à la Martinique, à Rio-de-Janeiro, presque partout dans l'Amérique du Sud; elle est souvent importée dans nos ports, à Bordeaux, à Saint-Nazaire, au Havre, à Dunkerque.

A Rio-de-Janeiro la variole a causé, en 1887, 3,357 décès, soit 950 sur 100,000 habitants.

A Milan, il y a eu, en 1886, 1,150 varioleux avec 202 décès; en 1887, 2,122 malades et 442 décès. Depuis 1865 une fois seulement, en 1871, ce chiffre avait été atteint.

La variole existe dans plusieurs pays d'Europe et dans quelques départements français.

Au moment où la variole présente cette tendance envahissante, je crois opportun d'appeler l'attention sur les moyens à employer pour en empêcher l'importation et en arrêter le développement.

En relatant, il y a plusieurs mois, quelques faits relatifs à l'épidémie de variole qui sévissait dans le Morbihan[1], j'ai insisté sur l'impuissance de la législation actuelle en ce qui concerne la prophylaxie de la variole, l'isolement des malades, la désinfection et plus particulièrement l'obligation des vaccinations et revaccinations.

---

[1] *Recueil des travaux du Comité consultatif*, tome XVIII, p. 106.

Les chiffres contenus dans ce rapport démontrent l'utilité, je dirai même la nécessité de ces derniers moyens. Et cependant une partie de l'Europe, confiante dans les magnifiques résultats obtenus dans la première moitié de ce siècle, s'est relâchée de l'ardeur qu'elle avait montrée pour la propagation de la vaccine.

Aussi nous avons eu à subir vers 1867 et surtout en 1870 et 1871 une épidémie de variole et à partir de cette époque nous avons été exposés à quelques retours offensifs de cette maladie, principalement dans ces dernières années.

Il est impossible de connaître le nombre de décès par variole pour toute la France, le relevé statistique des causes de décès de la France entière n'étant nulle part centralisé. A défaut de cette donnée, on peut se servir des indications fournies par le *Bulletin du Ministère du commerce et de l'industrie* publié depuis quelque temps pour les cinquante-trois villes les plus peuplées.

NOMBRE TOTAL DES DÉCÈS PAR VARIOLE DANS LES 53 VILLES DE FRANCE LES PLUS PEUPLÉES EN 1886 et 1887.

MOIS.	ANNÉE 1886.	ANNÉE 1887.
Janvier	351	94
Février	445	142
Mars	508	196
Avril	447	222
Mai	377	207
Juin	217	159
Juillet	171	151
Août	150	133
Septembre	196	122
Octobre	79	149
Novembre	68	197
Décembre	72	183

Soit 2,991 cas de variole pour une proportion de 6,337,772 habitants en 1886, et 1,955 cas sur 6,361,011 habitants en 1887.

Nous donnons également le nombre des décès de variole survenus à Paris de 1865 à 1886.

NOMBRE DES DÉCÈS PAR VARIOLE À PARIS DE 1865 À 1886.

ANNÉES.	NOMBRE de décès [1].	ANNÉES.	NOMBRE de décès.
1865	42	1876	19
1866	32	1877	7
1867	17	1878	4
1868	33	1879	43
1869	36	1880	103
1870	521	1881	46
1871	149	1882	27
1872	5	1883	19
1873	1	1884	75
1874	2	1885	194
1875	13	1886	10

[1] Pour 100,000 vivants (communication du Dr Jacques Bertillon au Congrès d'hygiène de la Haye. *Revue d'hygiène et de police sanitaire*, année 1884, p. 887).

Dans beaucoup de pays, comme nous le verrons plus loin, l'application de la vaccine est très défectueuse. Aussi, en Angleterre, une loi nouvelle de 1871 a dû réparer ce que la première avait laissé d'incomplet.

II. — Bienfaits de la vaccine.

La variole n'a rien perdu de sa gravité, ainsi que l'a établi l'histoire de plusieurs épidémies récentes, particulièrement celle de 1870-1871 et la petite épidémie du Jardin d'acclimatation où l'on a observé plusieurs cas de variole chez des Esquimaux récemment arrivés du Labrador. Aucun d'eux n'avait été vacciné. Les huit malades transportés à l'hôpital Saint-Louis sont morts.

Ce fait est également établi par le récit d'une épidémie de variole observée à Montréal en 1885. L'histoire de cette épidémie montre les conséquences désastreuses que peut entraîner l'arrivée d'un varioleux dans une ville où la vaccination et la revaccination n'étaient pas régulièrement pratiquées.

A Montréal, ville de 167,000 habitants, il n'y avait point eu de décès par la variole depuis 1881 ; aussi il s'était établi une grande négligence dans la pratique de la vaccination et de la revaccination.

Le 28 février 1885, un employé du chemin de fer arriva dans cette ville, venant de Chicago; il fut placé à l'Hôpital général et en sortit guéri au bout de trois semaines.

Deux jours après son départ, une épidémie de variole éclata dans l'Hôpital général où s'ouvrit l'hôpital des contagieux; on évacua l'Hôpital général, et afin de pouvoir le désinfecter, on renvoya ces malades dans leur famille.

Ceux-ci furent l'origine de nouveaux foyers dans la ville.

A la suite de deux fêtes qui avaient amené beaucoup de monde à Montréal, la mortalité s'éleva rapidement : 46 décès en juillet, 239 en août.

L'autorité se décida à appliquer des mesures énergiques.

En décembre, l'épidémie diminua pour se terminer en avril.

En 1885, il mourut 3,164 personnes et 45 en 1886.

Le taux de la mortalité, qui pendant les cinq années précédentes était de 26 p. 1,000, monta à 46 p. 1,000; on peut évaluer le nombre des cas à 20,000.

D'un autre côté, le *Livre bleu* d'Angleterre de 1857 nous apprend que les deux tiers des individus qui se présentaient à l'hôpital des aveugles pauvres devaient la perte de la vue à la variole.

Avant la découverte de la vaccine on employait en France, en Angleterre et en Allemagne *l'inoculation* qui était déjà pratiquée depuis un temps immémorial en Géorgie et en Circassie.

Du temps de Jenner on faisait l'expérience suivante : on prenait 100 enfants dont on vaccinait 50; les 50 autres restant neufs.

Peu de temps après, on inoculait une variole discrète aux 100 enfants; chez les 50 enfants vaccinés, le résultat était négatif; les autres contractaient la variole.

Londres a subi, il y a une dizaine d'années, une épidémie de variole assez intense; le docteur Buchanan, médecin directeur du Local Government Board, a constaté les faits suivants : en douze mois, il est mort à Londres, de la petite vérole, 1,532 personnes de tout âge, dont 325 avaient été vaccinées, et dont 637 ne l'avaient pas été. Pour le surplus (570) le doute existe. On estime que sur la population de la ville, 3,620,000 individus sont vaccinés, et que 190,000 ne le sont pas. En admettant.

ce qui semble défavorable aux partisans de la vaccine, que les douteux se répartissent également dans les deux classes, la proportion des décès pour les non vaccinés a été de 3,350 personnes sur 1 million, et celle des vaccinés, de 90 seulement. Si l'on ne prend que les individus âgés de moins de vingt ans, la différence est encore bien plus sensible : on arrive à une proportion de 61 sur 1 million pour les vaccinés et de 4,420 pour les non vaccinés. Enfin, en considérant seulement les enfants au-dessous de cinq ans, le rapport n'est plus que de 40.5 sur 1 million pour les premiers et il s'élève au chiffre effrayant de 5,950 pour les seconds.

Cette statistique, d'où il résulte que la protection de la vaccine est beaucoup plus efficace dans les premières années que plus tard, surtout après vingt ans, confirme l'opinion que la revaccination ne doit pas être moins encouragée que la vaccination elle-même.

Le docteur Buchanan formule, en se fondant sur les chiffres officiellement constatés, cet avertissement : « Les habitants de Londres peuvent, en faisant vacciner leurs enfants, les protéger contre la mort occasionnée par la petite vérole dans la proportion de 146 contre 1 pendant les cinq premières années, dans la proportion de 75 pour 1 pendant les vingt premières années. »

La vaccine donne une immunité temporaire.

On ne connaît pas un fait de variole chez un sujet récemment vacciné avec succès.

Les bienfaits de la vaccine ne sont donc plus à démontrer; toutefois je citerai encore quelques résultats tirés d'une statistique d'ensemble.

Il ressort du tableau suivant qu'en Westphalie, le chiffre de la mortalité variolique, qui s'était élevé chaque année par million d'habitants à 2643, pendant les trente et une années qui avaient précédé la pratique de la vaccine, à savoir de 1777 à 1806, est tombé à la moyenne de 114 pour chacune des années qui suivirent, c'est-à-dire de 1807 à 1850.

Ce tableau montre encore que sous cette même influence la mortalité est descendue: à Copenhague, au 11ᵉ; en Suède, au 13ᵉ; en Autriche au 20ᵉ.

A Londres, où il y avait par an de 3,000 à 5,000 décès par variole et par million d'habitants, il n'y en avait plus que de 304 à 332.

A ce moment, la vaccination n'était pas encore obligatoire.

PAYS.	PÉRIODES AVANT ET APRÈS l'introduction de la vaccine auxquelles se rapportent les données sur la mortalité de la variole.	MORTALITÉ ANNUELLE, moyenne sur un million d'habitants[1]	
		avant l'introduction de la vaccine.	après l'introduction de la vaccine.
Autriche inférieure.............	1777-1806 et 1807-1850.....	2,484	380
Autriche supérieure et Salzbourg.........	1777-1806 et 1807-1855.....	1,421	561
Styrie.................	1777-1806 et 1807-1850.....	1,052	446
Illyrie.................	1777-1806 et 1807-1850.....	518	244
Trieste.................	1777-1806 et 1838-1850.....	14,648	182
Tyrol et Vorulberg.............	1777-1808 et 1807-1850.....	911	170
Bohême.................	1777-1806 et 1807-1850.....	2,174	215
Moravie.................	1777-1806 et 1807-1855.....	5,402	235
Silésie autrichienne.............	1777-1806 et 1807-1850.....	5,812	198
Galicie.................	1777-1806 et 1807-1850.....	1,194	676
Westphalie.............	1776-1780 et 1816-1850.....	2,643	114
Bukowine.............	1787-1808 et 1807-1850.....	8,527	518
Berlin.............	1781-1805 et 1810-1850.....	8,422	176
Suède.................	1774-1801 et 1810-1850.....	2,050	158
Copenhague.............	1751-1800 et 1801-1850.....	3,128	286

[1] Extrait des documents recueillis par la commission du Parlement anglais.

Les adversaires de la vaccination avaient invoqué certaines statistiques recueillies en particulier à Aix-la-Chapelle. Ces statistiques, examinées avec soin et convenablement interprétées, établissent au contraire l'utilité de la vaccination. Elles signalent la fréquence relative des récidives de variole ; mais, presque toujours, il ne s'agissait pas de récidive, mais bien de rechute.

Souvent aussi on a dû confondre la variole avec la varicelle. Ces statistiques démontrent que les cas de variole s'observent surtout chez les non vaccinés, qu'ils apparaissent d'abord chez les non vaccinés et les non revaccinés.

En outre, l'influence de la vaccination sur la diminution de la mortalité ressort de l'examen de ces statistiques.

Sur 200 malades revaccinés il n'y a eu que 4 décès (2 p. 100) et ceux qui ont succombé avaient plus de 40 ans.

Les statistiques précitées démontrent encore que, au moment de l'épidémie de 1871, la vaccination et surtout la revaccination étaient encore assez irrégulièrement pratiquées.

III. — HEUREUX EFFETS DE LA REVACCINATION.

Mais il ne suffit pas de vacciner, il faut revacciner.

Déjà, peu de temps après la découverte de Jenner, quelques doutes s'étaient manifestés sur la durée de la vertu préservatrice de la vaccine, et plusieurs médecins avaient insisté sur l'utilité de revenir chez une même personne à une seconde inoculation vaccinale après un temps donné.

En France, Chomel, Bouillaud, M. Hardy soutinrent ces idées, et les faits observés à l'étranger, en Danemark, en Suède, en Allemagne, leur étaient complètement favorables.

En Prusse aucun soldat n'était incorporé dans l'armée sans être revacciné.

L'histoire de plusieurs épidémies observées en France établit l'influence heureuse des revaccinations sur la marche de la maladie.

Dans plusieurs récits d'épidémies de variole cités par divers médecins, et en particulier par Gintrac, les revaccinations pratiquées en masse arrêtèrent immédiatement la maladie.

La variole ne frappe pas indistinctement et au hasard : elle attaque généralement les anciens vaccinés et respecte les nouveaux.

Les revaccinations pratiquées dans le foyer épidémique, contrairement aux craintes exprimées par quelques médecins, non seulement se sont montrées d'une complète innocuité, mais encore ont arrêté d'emblée les ravages de l'épidémie et en ont éteint le développement.

Le récit d'une épidémie de variole observée à Adissan (Hérault) par le Dr Courtès en 1879 met en lumière certains faits. Depuis dix ans aucun cas de variole n'avait été vu dans ce village, lorsqu'une jeune domestique en pleine éruption arriva dans sa famille, où pas un des enfants n'était vacciné; quatre cas éclatent aussitôt dans cette maison qui devient un foyer, d'où l'épidémie rayonne d'abord dans le voisinage immédiat, puis bientôt à d'assez longues distances, transportée par des femmes et des enfants qui étaient venus visiter les premiers malades et qui formèrent divers foyers secondaires dans les autres quartiers du village. Sur 550 habitants, 35 n'avaient jamais été vaccinés; de ceux-ci 21 sont frappés, (60 p. 100), 8 meurent; sur les 515 vaccinés, 51 seulement sont atteints (moins de 10 p. 100) et aucun ne succombe.

C'est un bon exemple à citer aux adversaires de la vaccination.

Le Dʳ Courtès, qui s'est hâté de vacciner les enfants non vaccinés et a pu ensuite pratiquer 450 revaccinations dont un tiers avec succès, a noté plusieurs particularités intéressantes. 5 sujets ont été revaccinés ou vaccinés en pleine période d'incubation, 4 ont guéri; la variole a été d'autant plus atténuée que l'inoculation était faite plus longtemps avant l'apparition des prodromes; chez le cinquième, qui a succombé, les premiers symptômes s'étaient montrés le lendemain de l'inoculation. Il n'y a donc pas à hésiter à vacciner un sujet qui ne l'a pas encore été, alors même qu'il peut être en pleine incubation de variole; c'est encore peut-être un service qu'on peut lui rendre en atténuant la gravité de la maladie qui va éclater.

L'histoire d'une épidémie récente (1887-1888) observée à Sheffield établit encore d'une façon évidente les heureux effets de la vaccination et de la revaccination.

En 1887-1888 a sévi à Scheffield [1], ville de 316,288 habitants, une épidémie de variole qui a frappé 6,088 personnes et en a tué 680 (y compris 90 cas qui sont survenus depuis l'enquête du docteur Bary et qui ne doivent pas faire partie des conclusions suivantes).

La maladie a débuté simultanément dans deux quartiers de la ville, au commencement de 1887; elle a été en augmentant jusqu'au mois de juin. Cette épidémie montre jusqu'à l'évidence l'influence de la vaccine.

Sur 1,000 enfants vaccinés il y a eu 5 cas de variole et 0.9 décès; sur 1,000 enfants non vaccinés il y a eu 101 cas de variole et 44 décès.

Ce qui prouve que les enfants vaccinés présentaient une immunité 20 fois plus grande contre l'invasion du mal et une résistance à la mort 48,9 fois plus grande.

En examinant l'état des enfants habitant les maisons où il y avait un ou plusieurs varioleux, il a trouvé que sur 1,000 enfants vaccinés 78 furent atteints, tandis qu'il y en avait 869 parmi ceux qui n'avaient pas été vaccinés.

La mortalité des enfants vaccinés était de 1 p. 1,000.

La mortalité des enfants non vaccinés était de 381 p. 1,000.

[1] *Une épidémie de variole à Scheffield* (1887-1888), par le Dʳ Bary. Local Government Board, 1889.

Sur 1,000 personnes âgées de plus de dix ans il y avait 3 cas parmi celles qui avaient été revaccinées, 19 cas parmi celles qui avaient été vaccinées, 94 parmi celles qui n'avaient pas été vaccinées.

La mortalité des personnes revaccinées était de 0.08, celle des personnes vaccinées de 1, celle des personnes non vaccinées de 11.

Sur 1,000 personnes habitant une maison où il y avait un cas de variole, il y avait : 281 cas parmi les individus vaccinés ; 686 cas parmi les individus non vaccinés.

La mortalité des non vaccinés était représentée par 371 et celle des vaccinés par 14.

Prenant toute la population en bloc, avant et après 10 ans :

Pour la morbidité des vaccinés, 15.5 p. 1,000.

Pour la morbidité des non vaccinés, 97 p. 1,000.

Pour la mortalité des vaccinés, 0.7 p. 1,000.

Pour la mortalité des non vaccinés, 48 p. 1,000.

Parmi les 161 personnes employées à l'hôpital, 18 avaient eu la variole autrefois, 62 avaient été vaccinées dans l'enfance seulement, 6 d'entre elles eurent la variole et une mourut.

Des 81 autres personnes qui d'ailleurs avaient été revaccinées avec succès, aucune ne fut malade.

Sur les 830 hommes de troupes qui auraient tous dû être revaccinés il y eut 12 cas et 1 décès. L'enquête a établi que dans ces 12 cas la vaccination avait été mal faite.

Des 290 employés des postes tous revaccinés aucun ne fut malade.

Les expériences de notre collègue, M. Chauveau, ont d'ailleurs montré la différence qui existe entre la vaccine et la variole :

En inoculant le cow-pox, on ne provoque que l'apparition de la vaccine et non de la variole.

En inoculant au contraire la variole aux animaux, on provoque une éruption qui, reportée sur l'homme, y reproduit la variole.

Ainsi donc en inoculant la vaccine, on ne peut donner la variole.

Tous ces faits sont connus, mais il était bon de les rappeler.

Toutefois la durée du pouvoir préservateur du vaccin est difficile à préciser.

Il est d'observation que les varioles survenant avant l'âge de dix ans chez les enfants vaccinés n'ont pas ordinairement de gravité.

C'est depuis dix ou douze ans jusqu'à trente ou trente-cinq ans que la variole se montre chez les vaccinés.

C'est le moment de la plus forte mortalité.

Elle devient ensuite de plus en plus rare, bien qu'on ait vu la variole sévir chez des individus ayant dépassé la soixantaine.

Ainsi donc, la vaccination n'ayant qu'une action limitée, il faut revacciner.

Il faut pratiquer une première revaccination de onze à douze ans. D'après les tableaux dressés par M. Lalagade, c'est à cet âge que les revaccinations donnent le nombre le plus élevé de succès.

C'est à ce même résultat qu'est arrivé M. Besnier.

Une seconde revaccination devrait être pratiquée entre la vingtième et la vingt et unième année.

Enfin il serait prudent d'en pratiquer une troisième à quarante ans.

IV. — COMPARAISON DES PAYS À VACCINE OBLIGATOIRE AVEC CEUX À VACCINE NON OBLIGATOIRE.

La variole est une affection qui doit disparaître du cadre nosologique et qui disparaîtra le jour où l'on voudra faire exécuter sérieusement et complètement les mesures recommandées depuis longtemps.

Nous ne savons pas en France, d'une façon précise, combien d'individus sont atteints par variole et le nombre des morts causées par cette maladie.

Nous ne savons surtout pas exactement la mortalité que la variole occasionne parmi les habitants des campagnes.

Certains faits cependant nous sont connus. À Paris il y a eu, en 1870, 10,549 décès par la variole, et 2,777 en 1871.

A cette même époque pendant les cinq années qui comprennent l'épidémie, en Suède où la vaccination est obligatoire, la proportion des décès a été par million d'habitants de 1,339, tandis qu'en Hollande, où elle est facultative, la mortalité s'est élevée pendant les cinq mêmes années, par million d'habitants, à 5,721.

La vaccination était obligatoire en Angleterre, Suède, Bavière. La mortalité par variole a été dans ces pays sur 100,000 habitants :

	1870.	1871.	1872.	1873.	1874.	1875.
Angleterre	12	102	84	10	10	4
Suède	18	8	8	26	94	46
Bavière	19	105	61	18	5	2

La vaccination n'était pas obligatoire en Prusse, Autriche, Belgique. Elle l'est devenue en Prusse en 1874. Voici les chiffres correspondants de décès varioliques pendant les mêmes années :

	1870.	1871.	1872.	1873.	1874.	1875.
Prusse............	16	243	262	33	10	4
Autriche	3o	39	190	3i5	174	58
Belgique..........	8i	4i7	156	33	37	3i

M. Jacques Bertillon fait remarquer que la variole est devenue si rare en Allemagne, où la vaccination est obligatoire depuis le 1er avril 1875, qu'on n'en parle pas dans les statistiques sommaires. On la traite comme certaines maladies du moyen âge, terribles dans ces temps d'ignorance, et si rares aujourd'hui qu'on ne s'en occupe plus [1]. Ainsi la variole n'existe pour ainsi dire pas dans l'armée allemande.

En Prusse, la mortalité par variole a été :

	DANS L'ARMÉE.	DANS LE PEUPLE PRUSSIEN.
1835.....................	3.7	27.12
1840.....................	1.6	16.04
1850.....................	0.8	15,69
1862.....................	0,5	21.06
1870.....................	4.9 [2]	17.52
1871.....................	3o.5	243.21
1872.....................	5.4	262.37
1873.....................	3.4	35.65
1874.....................	0.4	9.52
1875.....................	"	3.6o [3]
1880.....................	"	2.6o
1885.....................	"	1.4o
1886.....................	"	0.49

La vaccination obligatoire place la population civile dans des conditions qui se rapprochent le plus possible de celles de la population militaire.

La variole n'est plus une maladie de l'enfance là où la vaccination obligatoire est régulièrement pratiquée.

Ainsi, en Écosse, où les enfants doivent être vaccinés dans les

[1] Nous donnons ci-après plusieurs graphiques publiés par l'Office sanitaire impérial allemand montrant d'une façon saisissante les heureux effets de la loi qui prescrit la vaccination et la revaccination obligatoires.

[2] Avant juillet.

[3] Vaccination obligatoire.

trois premiers mois, la mortalité variolique n'a été — en 1871 et 1872 par million d'habitants, parmi les enfants au-dessous de cinq ans — que de 514. Tandis qu'en Hollande, où la vaccination n'était pas obligatoire, de 1870 à 1871, la mortalité a été de 6,122 parmi les enfants de la même catégorie, et par million d'habitants.

L'armée française a obtenu un résultat très heureux depuis que la vaccination et la revaccination y sont sévèrement pratiquées.

De 1872 à 1880 le nombre des morts par variole n'a été que de 514 sur un effectif de 3,622,659 hommes, c'est-à-dire de 0,0148 p. o/o, ou bien 14.8 pour 100,000 soldats; depuis 1880 la mortalité a encore diminué :

	DÉCÈS.		DÉCÈS.
1876	127	1882	42
1877	92	1883	15
1878	98	1884	15
1879	42	1885	6
1880	73	1886	16
1881	41	1887	18

Voyons maintenant ce qui s'est passé dans un même pays, avant et après la vaccination obligatoire. Citons d'abord l'exemple de l'Écosse.

En Écosse, sur 100,000 habitants :

	1856-1864.		1865-1873.	
	(AVANT LA VACCINATION OBLIGATOIRE.)		(DEPUIS LA VACCINATION OBLIGATOIRE.)	
	de o à 6 mois.	de 6 à 12 mois.	de o à 6 mois.	de 6 à 12 mois.
Mortalité générale	17,254	9,769	18,546	9,958
Mortalité par la variole	310	341	174	49

De 1850 à 1874 la mortalité par variole est à peu près la même en Prusse et en Autriche : 49 et 53 pour 100,000.

De 1875 à 1884, la mortalité tombe en Prusse à 2. Elle ne décroît pas en Autriche : 62.

Si ce changement n'avait pas eu lieu en Prusse, on y aurait perdu 81,000 varioleux, au lieu de 6,551 de 1875 à 1886 [1].

Les chiffres suivants sont également démonstratifs :

[1] Voir le graphique I (*hors texte*).

PRUSSE.

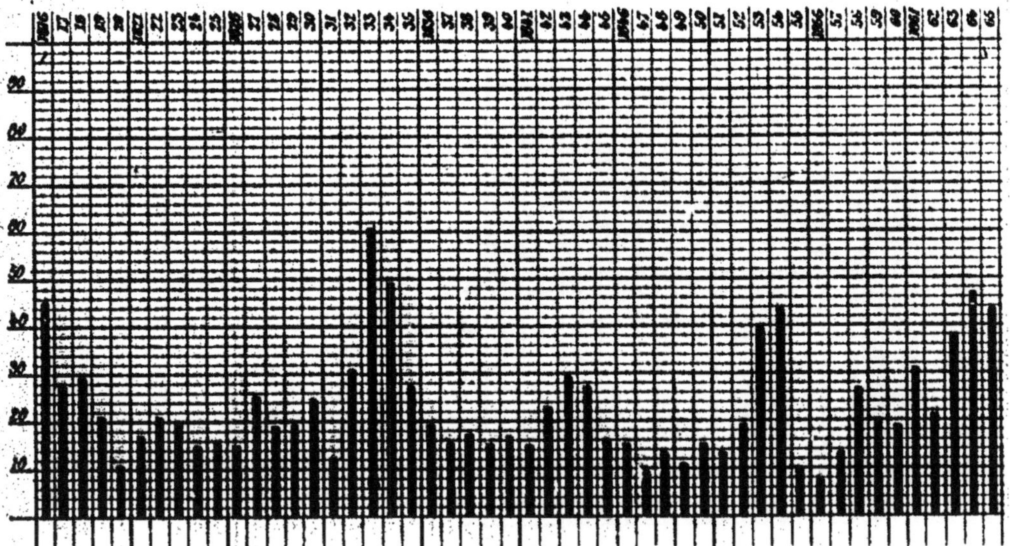

AUTRICHE

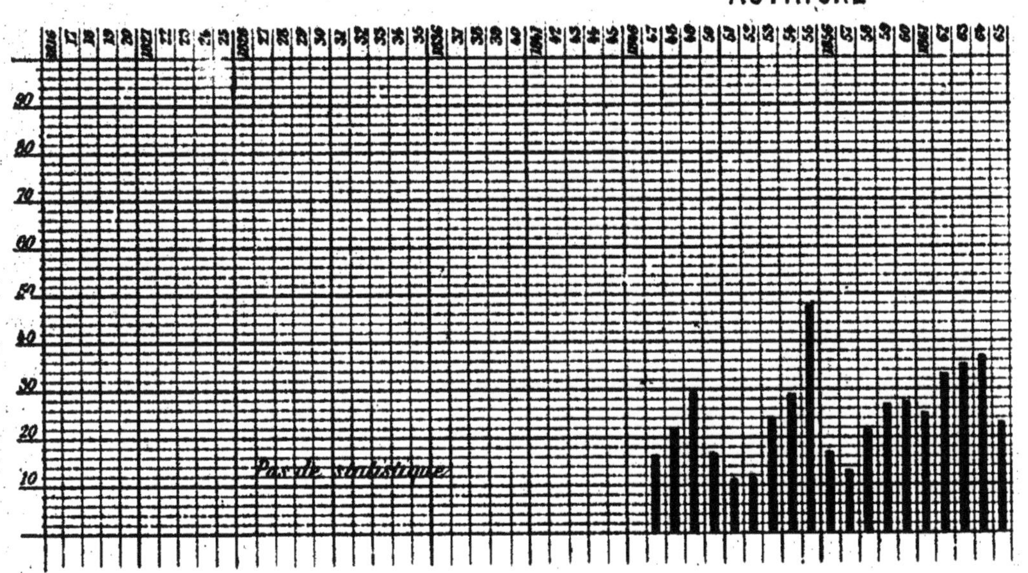

Tableau 1

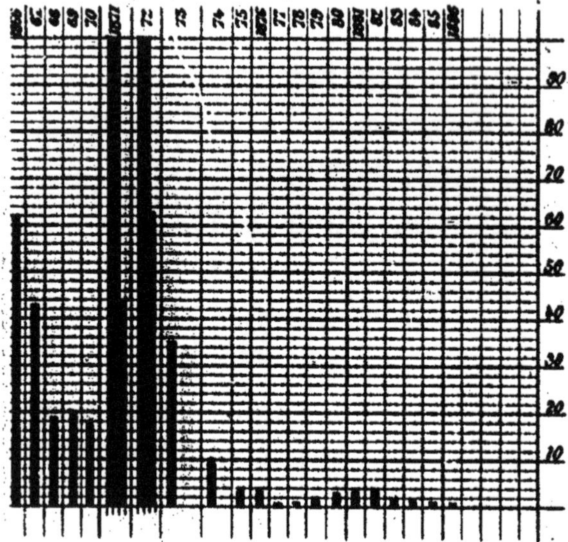

obligatoire

Paris Lith. Lemercier et C.ie

Décès annuels; moyenne par million d'habitants en Suède.

Période prévaccinale (de 1774 à 1801)................... 1,973 décès.
Vaccination facultative (de 1802 à 1816)........... 479
Vaccination obligatoire (de 1817 à 1877)........... 189

Depuis 1880 les chiffres ont été, pour 100,000 habitants :

1880 .... 3.8
1881 .... 6.5
1882 .... 3.5
1883 .... 2.7

PROPORTION DE DÉCÈS PAR LA VARIOLE, EN CINQ ANS, DE 1868 À 1873, DANS DIVERS PAYS D'EUROPE.

(Par million d'habitants.)

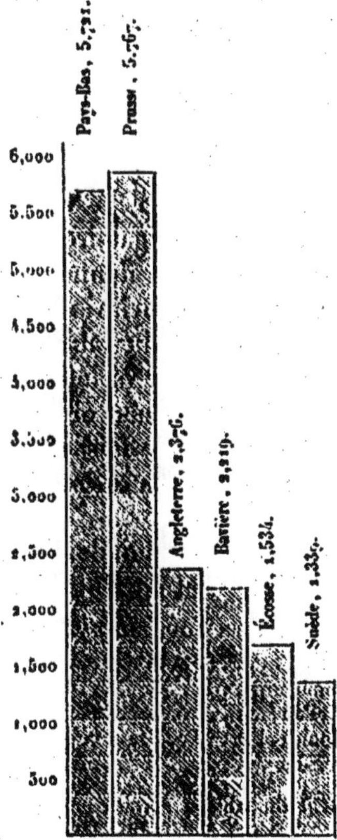

Vaccination non obligatoire pour les Pays-Bas et la Prusse.
Vaccination obligatoire pour l'Angleterre, la Bavière, l'Écosse et la Suède.

Le graphique précédent, dû à M. A.-J. Martin, est aussi démonstratif; il indique combien de sujets sur un million d'habitants ont succombé à la variole de 1868 à 1873 dans un certain nombre de pays dont les uns possèdent la vaccination facultative et les autres la vaccination obligatoire.

Tandis que Londres, Paris, Prague et Saint-Pétersbourg ont une mortalité par la variole variant de 136.3 à 101.05 pour 100,000 habitants, tandis que Berlin, Breslau, Hambourg, Munich et Dresde avaient de 1870 à 1874 une mortalité de 92.38, ces dernières villes, de 1875, année où la loi de l'obligation de la vaccine a été appliquée, jusqu'en 1883, n'ont plus perdu que 1.44 pour 100.000 habitants [1].

Comme contre-épreuve je citerai ce qui s'est passé à Zurich, où le peuple consulté *ad referendum* a voté *en mai 1883* le retrait de la loi sur la vaccination obligatoire. Or on a

	1881	7 décès.
	1882	0
En	*1883*	8
	1884	11.15
	1885	52

Avant la fin de 1886 il y avait déjà 85 décès.

La loi allemande, qui rend obligatoire non seulement *la vaccination* mais aussi *la revaccination,* a donné à ce pays sur tous les autres, au point de vue de la prophylaxie de la variole, une supériorité incontestable; ceci ressort du tableau suivant qui permet la comparaison de la mortalité par variole dans les grandes villes suivant que la vaccination est ou non obligatoire (année 1886).

En Angleterre le chiffre est une fois et demie celui de l'Allemagne; en Angleterre la *vaccination* est *obligatoire*, la *revaccination* *facultative*.

En Belgique, il est 39 fois celui de l'Allemagne; en Suisse, 44 fois; en Autriche, 65 fois, et en Hongrie, 486 fois.

DÉCÈS PAR VARIOLE POUR 100,000 HABITANTS EN 1886. [1]

	Berlin	0.007
	Hambourg	3.6
Allemagne .	Breslau	0
	Munich	0.8
	Dresde	0

[1] Ces résultats ressortent du tableau suivant emprunté à la *Revue sanitaire de Bordeaux.*

[1] Voir le graphique II (*hors texte*), qui compare les villes de Berlin, Hambourg, Breslau, Munich, Dresde, Londres, Paris, Vienne, Saint-Pétersbourg, Prague, au point de vue de la mortalité par variole.

BERLIN

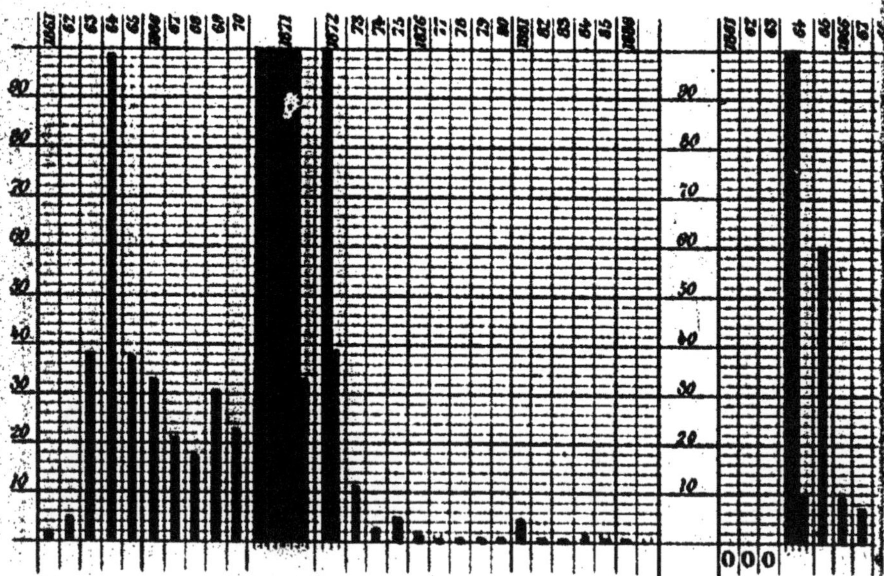

LONDRES

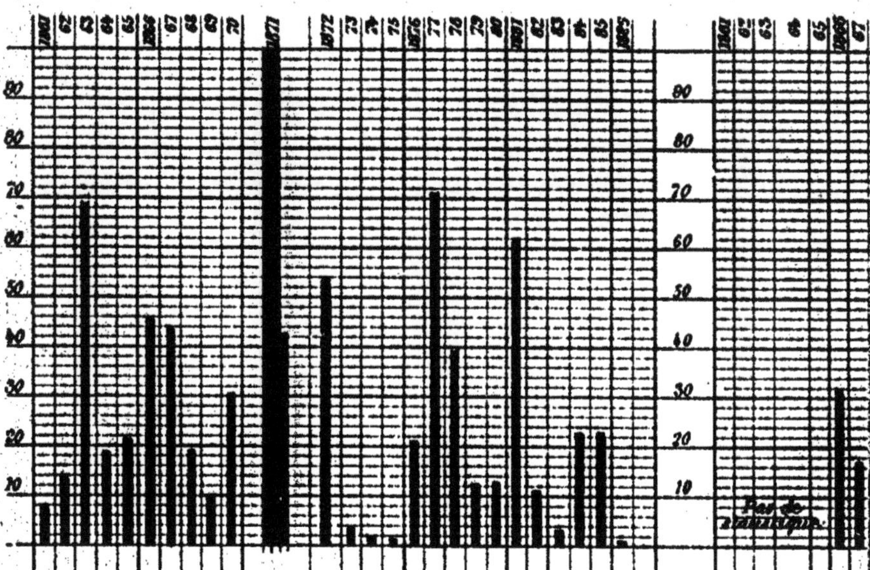

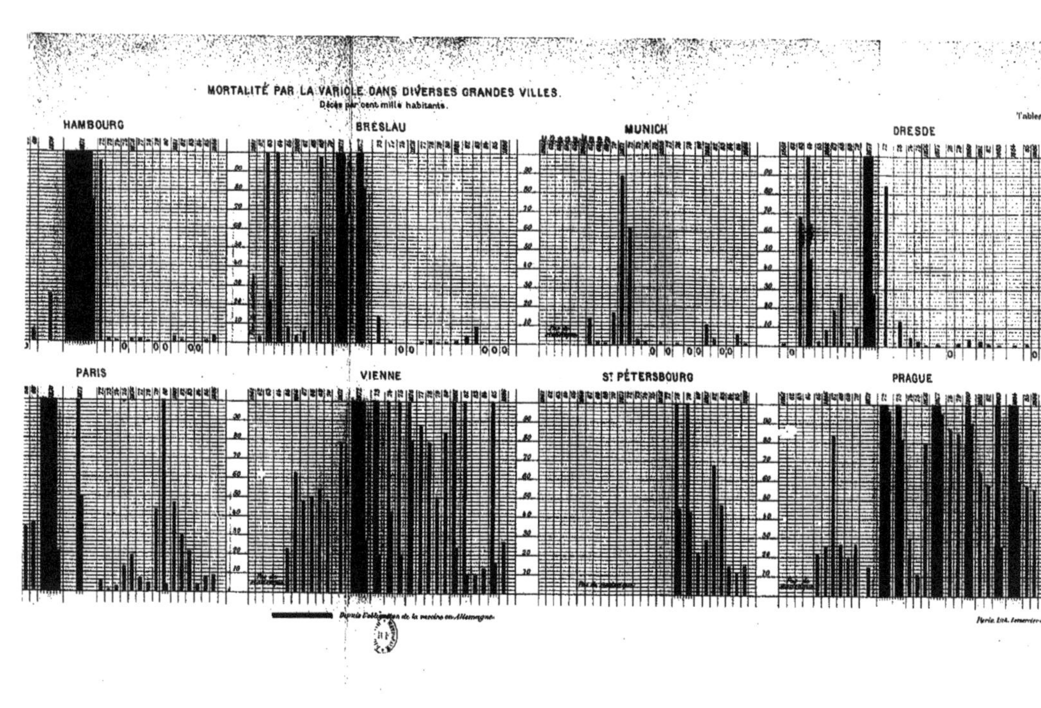

MORTALITÉ PAR LA VARIOLE DANS DIVERSES GRANDES VILLES.
Décès par cent mille habitants.
Tableau
HAMBOURG
BRESLAU
MUNICH
DRESDE
PARIS
VIENNE
ST PÉTERSBOURG
PRAGUE
Depuis l'obligation de la vaccine en Allemagne.
Paris. Lith. Lemercier et C

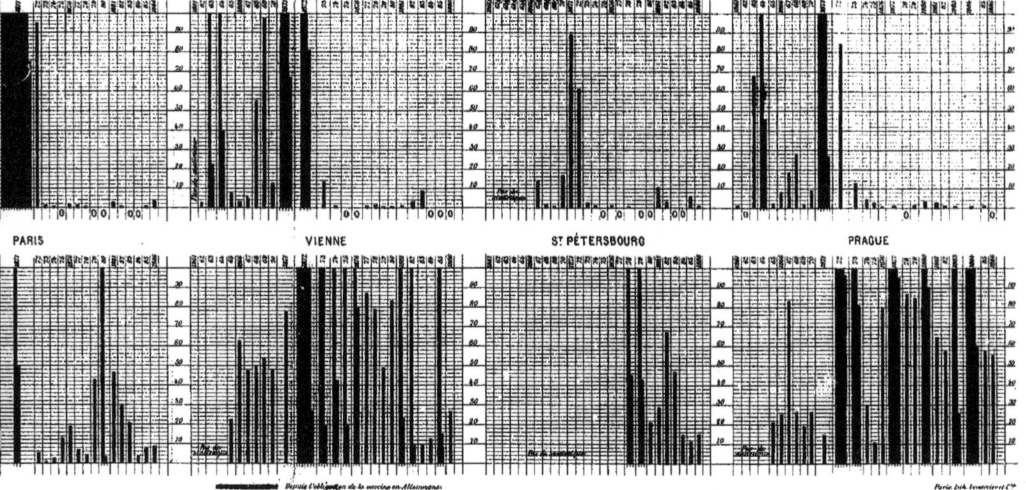

MORTALITÉ PAR LA VARIOLE DANS DIVERSES GRANDES VILLES.
Décès par cent mille habitants.
Tableau 2
HAMBOURG
BRESLAU
MUNICH
DRESDE
PARIS
VIENNE
ST PÉTERSBOURG
PRAGUE
Depuis l'obligation de la vaccine en Allemagne.
Paris. Lith. Lemercier et C.ie

Allemagne (*suite*).	Leipzig	1.7
	Cologne	0
	Francfort	0
	Königsberg	5.3
	Brême	0.8
	Dantzig	0.9
	Stuttgart	1.7
	Magdebourg	2.1
Angleterre	Londres	0.6
	Liverpool	4.9
France	Paris	9
	Marseille	545.3
	Reims	121.3
Belgique	Bruxelles	11.4
	Anvers	31.7
Suisse	Zurich	98.1
Autriche	Vienne	26.2
	Prague	55.5
	Pesth	368.7
Italie	Rome	134.3
	Gênes	153.8
	Venise	51.6
Russie	Saint-Pétersbourg	15.3
	Moscou	34.1
	Odessa	25.2
	Varsovie	32.2

Le nombre de décès par variole pour toute l'Allemagne a été en 1886 de 155, soit 3.3 pour un million d'habitants [1].

Les deux tiers de ces cas peuvent être imputés à l'importation étrangère ou tout au moins à l'influence des foyers varioleux des pays voisins. Ainsi s'expliquent :

Dans les ports de mer	24 décès.
A la frontière de Russie	43
A la frontière d'Autriche	34
A la frontière de Suisse	1

Les 155 décès ont été relevés dans quatre-vingt-six communes. Parmi celles-ci, cinquante-quatre ont eu 1 décès; dix-neuf, 2; sept, 3; deux, 4; quatre, 5 ou plus.

40 p. 0/0 des décès ont été observés chez des enfants de moins d'un an, la plupart sans doute non vaccinés.

L'influence du milieu à vaccination obligatoire ressort des observations suivantes :

DÉCÈS PAR VARIOLE PAR 100,000 HABITANTS DANS UN

VILLES.	1870.	1871.	1872.	1873.	1874.	1875.	1876.	1877.	1878.	1879.
Berlin	22.3	632.5	138.6	11.2	2.4	5.1	1.8	0.4	0.7	0.7
Breslau	18.8	356.7	282.5	13.7	0.8	0.0	0.0	0.7	1.5	0.3
Hambourg	25.0	107.5	95.2	0.8	0.5	0.0	1.8	1.2	0.2	0.0
Munich	0.0	88.9	61.5	2.9	1.0	0.0	0.5	0.0	0.9	0.0
Dresden	9.0	360.2	85.2	13.1	4.3	2.5	0.5	0.9	0.0	1.8
Londres	30.2	242.1	53.8	3.5	1.6	1.3	20.8	70.9	38.8	12.1
Paris	546.2	?	5.5	0.9	2.4	13.6	20.1	6.8	4.4	45.8
Vienne	46.7	74.9	536.9	228.5	135.2	113.5	167.8	84.0	75.9	46.9
Prague	?	13.2	?	?	30.0	10.9	78.4	395.7	86.8	84.3
Pétersbourg	?	?	?	?	?	?	?	?	144.9	142.8

NOTA. Les chiffres encadrés se rapportent aux années qui ont suivi, en Allemagne, l'application de la loi

En 1835, le chiffre de décès par 100,000 tombe de 28.1 à 3.7 et continue à décroître pour arriver en 1874 à 0.4. Dans les années 1847, 1855, 1856, 1858, 1863, 1870, il n'y a pas un décès par variole. Dans l'armée prussienne, la vaccination est obligatoire depuis le 16 juin 1834.

Depuis que la vaccination et la revaccination sont obligatoires de 1874 à 1886, il n'y eut qu'un seul décès par variole, en 1884. Il s'agissait d'un réserviste qui au moment de son entrée au corps (1877) avait été vacciné deux fois sans succès.

La diminution depuis 1874 tient aux progrès réalisés dans le milieu où vit l'armée allemande.

Les chiffres de morbidité variolique sont encore plus éloquents.

Avant 1874, la proportion des malades varioleux sur un effectif de 100,000 atteignait habituellement 30. En 1873, elle était de 44. En 1870, 1871, 1872 : 487, 742, 175. En 1886, 1887, il n'y a eu que 2 pour 100,000. Ce chiffre est sensiblement celui des quatre dernières années.

    1883-1884 .... 2.1
    1884-1885 .... 2.1
    1885-1886 .... 1.8
    1886-1887 .... 2.0

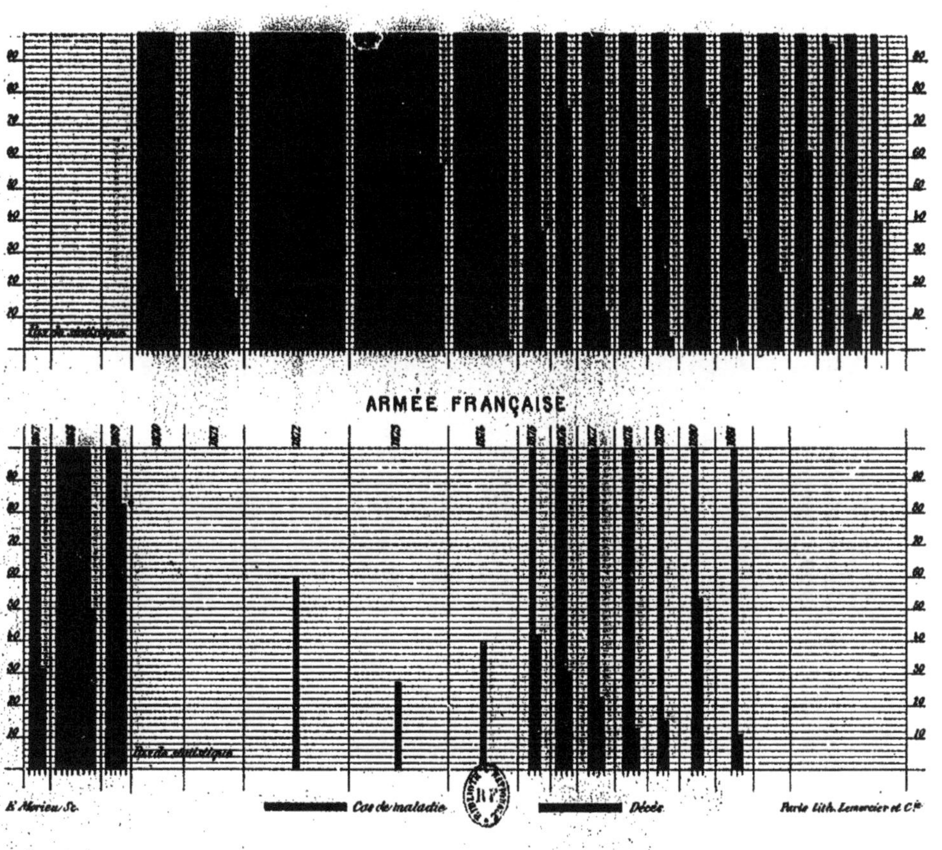

ARMÉE FRANÇAISE
Cas de maladie
Décès
E. Morieu Sc.
Paris Lith. Lemercier et Cie

MALADIE ET DÉCÈS PAR LA VARIOLE DANS DIFFÉRENTES ARMÉES
pendant les années 1867 – 1886
Mortalité pour 100 000 habitants.

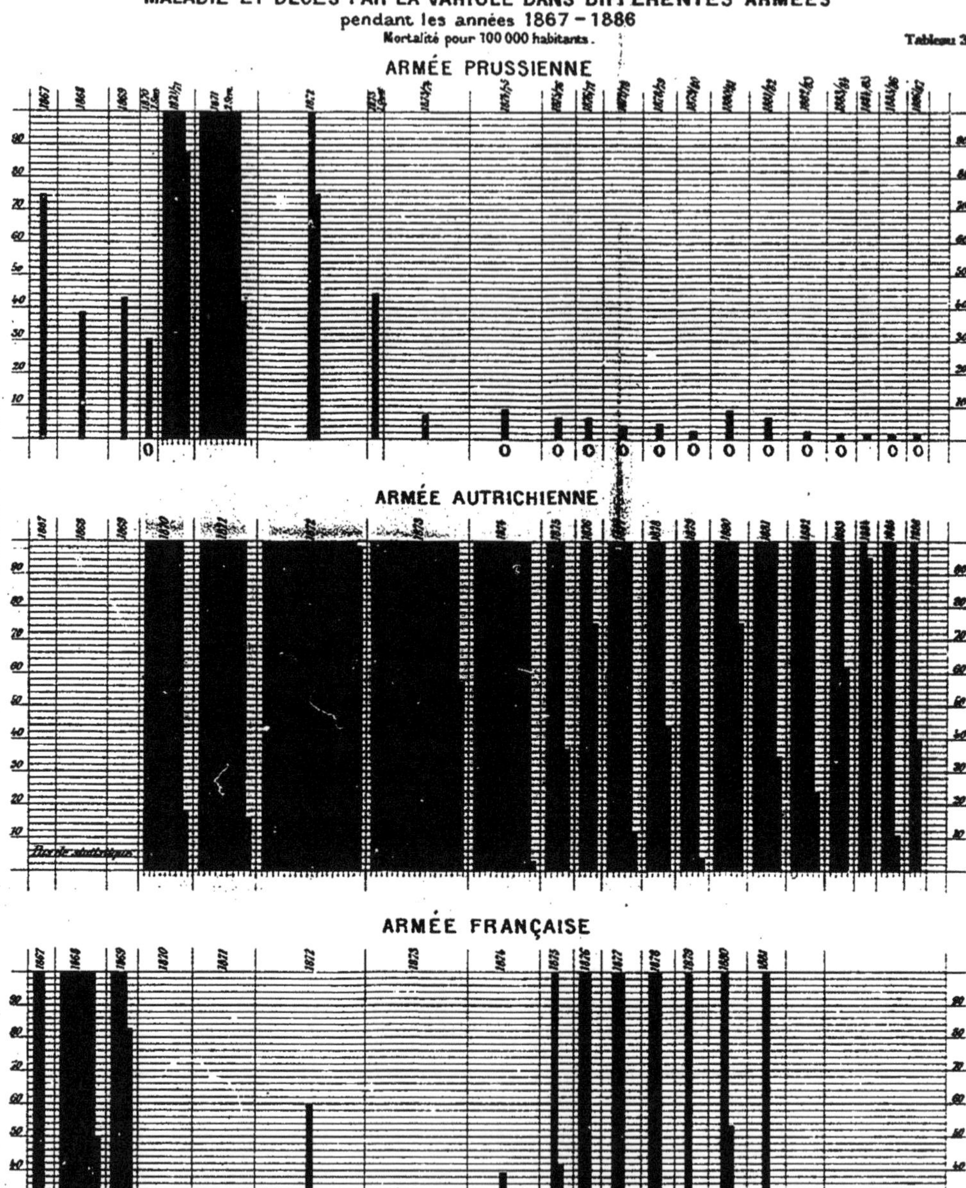

MORTALITÉ PAR LA VARIOLE DANS LA POPULATION CIVILE ET MILITAIRE EN PRUSSE
pendant les années 1825 - 1886
Mortalité pour 100 000 habitants.

Tableau 4

POPULATION CIVILE

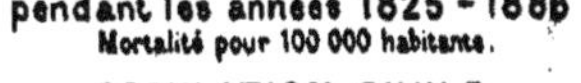

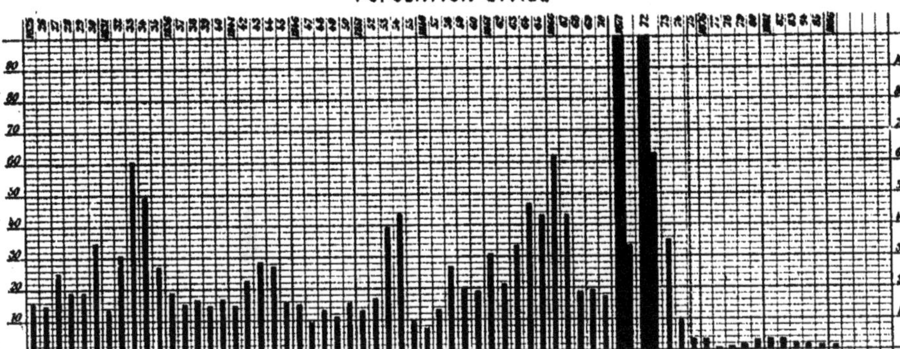

POPULATION MILITAIRE

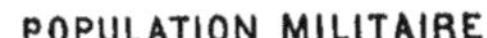

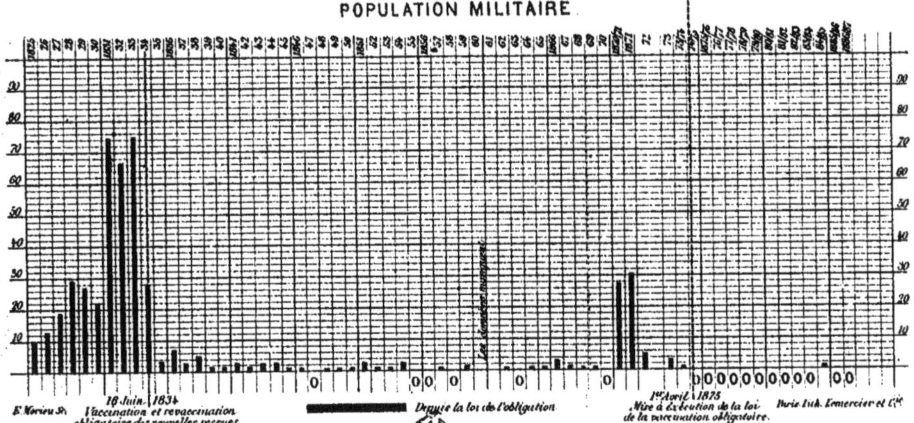

E. Mereau Sr.

16 Juin 1834
Vaccination et revaccination
obligatoire des nouvelles recrues.

Depuis la loi de l'obligation

1er Avril 1875
Mise à exécution de la loi
de la vaccination obligatoire.

Paris Lith. Lemercier et Cie

CERTAIN NOMBRE DE VILLES D'ALLEMAGNE ET D'EUROPE.

1880.	1881.	1882.	1883.
0,8	4,7	0.4	0.3
0.7	1.1	3.2	8.3
0,0	2.2	0.4	0.0
0,0	10.3	2.9	0,0
3.6	1.6	1.3	0.8
12.5	61.9	11.0	3.4
108.9	19.4	29.6	20.4
73.5	123.9	108.2	9.6
290.1	61.0	57.4	224.8
21.5	28.1	77.2	46.7

RÉSULTAT GÉNÉRAL.

———

DÉCÈS PAR 100,000 HABITANTS.

A Londres, Paris (à l'exception de l'année de la guerre 1871) et Vienne, de 1870 à 1874 . . . . 136.3

A Londres, avec Prague et Pétersbourg (excepté pour la dernière de 1875 à 1877), de 1875 à 1883 . . . . 101.05

A Berlin, Breslau, Hambourg, Munich et Dresde . . . . { de 1870 à 1874 . . . 92.38 / de 1875 à 1893 . . . 1.44

de 1874 sur la vaccination obligatoire.

Aussi les Allemands insistent beaucoup sur ce fait que la vaccination n'est pas seulement utile pour le vacciné, mais surtout pour l'entourage [1].

Ils en voient une preuve incontestable dans la modification observée dans les résultats que nous venons de constater dans l'armée.

Nous le répétons, la *revaccination obligatoire* des civils date de 1874 et il n'y a plus eu qu'un décès dans l'armée depuis 1875. C'est cette différence de traitement de la population civile de l'Allemagne et des autres pays qui paraît être la cause principale de la supériorité de l'armée allemande au point de vue de la prophylaxie de la variole, sur les armées autrichienne et française, dans lesquelles la vaccination est cependant de fait obligatoire [2].

Le royaume de Saxe fournit le plus de varioleux. 5.5 p. 100,000.

Il doit cette infériorité hygiénique à sa situation de pays frontière près de la Bohême où la variole est très fréquente, et aussi à ce qu'un nombre relativement considérable d'enfants ne sont pas vaccinés, 19,44 p. o/o; tandis qu'il n'y en a en Prusse que 9.77 et en Bavière 4.64.

Dans la moitié des villes, les cas de variole sont restés stériles, Là où il y a eu de petites épidémies, le premier cas a été observé :

[1] Voir le graphique IV (*hors texte*) qui est très démonstratif à cet égard.
[2] Voir le graphique III (*hors texte*).

chez un non-vacciné, 4 fois sur 11; chez un non-revacciné, 6 fois; chez un revacciné, 1 fois. Un grand nombre parmi les individus atteints de variole étaient étrangers ou venaient de l'étranger.

Bohême	31
France	6
Suisse	3

Il y a eu 6 cas de transmission médiate par une personne demeurée saine; 5 par les chiffons; 1 par les vêtements.

On a signalé 32 cas de variole chez des enfants de 1 à 10 ans vaccinés avec succès. Il n'y a pas eu un seul décès.

Sur ces 32 cas, 7 seulement coïncidaient avec d'autres cas de variole dans la même localité. Ils ont été légers. Il paraît probable que beaucoup des autres cas signalés n'étaient pas des varioles, mais des varicelles.

De 11 à 40 ans, il n'y a eu parmi les personnes vaccinées avec succès une fois qu'un seul décès (13 ans).

Au-dessus de 40 ans, 3 décès (44, 47 et 56 ans).

Parmi les revaccinés, il y a eu 17 malades dont 5 n'avaient été revaccinés qu'après l'infection.

Sur les 12 revaccinés à temps, 10 ont eu une forme légère; les 12 ont d'ailleurs guéri.

Sur les non-vaccinés, il y a eu 39 malades dont 20 enfants de moins d'un an; 10 de 2 à 15 ans et 9 de 16 à 20 ans.

La mortalité a été dans le premier groupe de 50 p. o/o; dans le second, de 30 p. o/o; dans le troisième, de 55 p. o/o.

Parmi les 10 malades pour lesquels les détails manquent, il se trouvait trois enfants de 3 à 9 mois.

Ces chiffres sont suffisamment démonstratifs.

Je citerai encore les suivants :

En Bavière, la vaccination est obligatoire depuis 1807. Le chiffre des décès varioliques était très faible. Si on fait abstraction de 1871 et 1872, 105 et 61 par 100,000, ce chiffre était presque toujours inférieur à 10 pour 100,000 et quelquefois réduit à 2.

Depuis l'obligation de la revaccination, le chiffre n'a jamais atteint 2. Il a été en 1883 de 0.6; en 1884, 10.; en 1885, 0.3; en 1886, 0.3.

A Munich, il n'y a eu aucun décès par variole en 1875, 1877, 1879, 1880, 1883, 1884.

A Londres, la mortalité en 1886 a été de 0.6 par 100,000, 24 décès sur 4,149,533 habitants; à Berlin, de 0.07, 1 décès sur 1,337,798 habitants. Dans les deux villes, la vaccination est obligatoire. A Berlin, la revaccination est obligatoire. Elle ne l'est pas à Londres.

Nous donnons en terminant les derniers renseignements parus sur 1887 et au point de vue de la *morbidité* et au point de vue de la *mortalité* variolique.

Morbidité variolique (1887).

Renseignements sur une population de 18,040,549 d'habitants. 193 cas déclarés, 23 suivis de mort, mortalité 11.9; sur 1 million d'habitants, 10.7 malades, 1.3 morts. Il n'y a pas eu un cas de variole en Alsace-Lorraine.

Un certain nombre de cas signalés se rapportent sans doute à des varicelles.

1° Les cas de variole s'observent surtout au-dessous de 2 ans; les enfants n'ont pas été vaccinés pour la plupart; quelques-uns l'ont été sans succès ou trop tard;

2° Les personnes qui ont été vaccinées une première fois avec succès et qui ont été revaccinées avec succès ont eu sans exception une variole légère ou insignifiante;

3° Toute personne vaccinée avec succès dans l'enfance n'a eu au-dessous de 23 ans qu'une variole légère;

4° Presque toujours les cas de variole ont été isolés; sur 58 communes touchées, 30 n'ont eu qu'un malade et 7 que 2.

Mortalité variolique (1887).

La plupart des décès par variole ont été observés dans les districts limitrophes de la frontière (Russie, Autriche, ou dans les ports : 145 sur le total de 168 décès de tout l'empire allemand).

DÉCÈS POUR 100,000 HABITANTS.

	Allemandes	0.4, soit		1
	Anglaises	3.6	—	9
Villes	Belges	4.1	—	10
	Françaises	31.	—	77
	Autrichiennes	36.9	—	92
	Hongroises	129.	—	322

Dans les grandes villes.

	Ville	
Allemagne .	Berlin	0.07
	Hambourg	0.0
	Munich	0.4
	Kœnigsberg	18.1
Angleterre .	Londres	0.2
	Sheffield	87.9
France....	Paris	17.2
	Le Havre	55.3
	Marseille	16.7
Autriche...	Vienne	8.2
	Prague	84.9
	Pesth	72.3
Italie.....	Rome	115.1
	Gênes	120.4
Russie	Lisbonne	202.6
	Pétersbourg	24.6
	Varsovie	152.6

La conclusion à tirer de toutes ces statistiques consiste dans les heureux effets de la vaccination et de la revaccination.

Leur généralisation n'a pour principaux obstacles que l'incurie et les préjugés de la partie peu éclairée des populations. La vaccination devrait être obligatoire: l'Académie de médecine et le Comité d'hygiène en ont exprimé le vœu; elle l'est en Bavière, depuis 1807; en Suède, depuis 1816; en Wurtemberg, depuis 1818; en Écosse, depuis 1864; en Angleterre, depuis 1867, par une première loi complétée en 1871; en Irlande, depuis 1868; en Suisse, dans quelques cantons seulement; enfin dans toute l'Allemagne, depuis 1874.

La vaccination et la revaccination sont obligatoires.

On a invoqué, contre la vaccine obligatoire, l'atteinte portée à la liberté individuelle, mais, comme l'a dit notre regretté collègue Bouley, la liberté de répandre les maladies est l'une de celles que l'intérêt commun ordonne le plus de refréner.

V. — État de la vaccine en France et à l'étranger.

Voyons maintenant quel est l'état de la vaccination en France et à l'étranger.

Nous ne connaissons pas le chiffre des vaccinations d'une façon précise pour la France entière.

Nous donnons en annexes les documents que nous possédons à cet égard.

VI. — BUDGET.

Quel est le budget de la vaccination en France et dans les différents pays?

Nous possédons à cet égard pour la France quatre documents :

1° L'état des sommes dépensées pour les vaccinations gratuites publiques à l'Académie de médecine de 1871 à 1887;

2° Le montant des dépenses faites de 1875 à 1885 pour vaccinations et revaccinations dans les départements;

3° L'enquête du 1er avril 1878 sur l'organisation du service de la vaccine en France montrant comment le service est organisé, quelle est la somme votée dans chaque département, soit par le département, soit par les communes;

4° L'état des crédits inscrits en 1888 aux budgets départementaux pour le service de la vaccine.

Ce dernier document sera placé à l'annexe.

ÉTAT DES SOMMES DÉPENSÉES POUR LES VACCINATIONS GRATUITES PRATIQUÉES À L'ACADÉMIE DE MÉDECINE, DE 1871 À 1887.

ANNÉES.	MINISTÈRE DU COMMERCE.		MINISTÈRE de L'INSTRUCTION PUBLIQUE.
	fr.	c.	francs.
1871	322	50	"
1872	271	25	"
1873	384	75	2,200
1874	262	75	2,200
1875	250	05	2,200
1876	373	50	2,200
1877	463	90	2,200
1878	569	00	2,200
1879	537	50	2,200
1880	563	50	2,200
1881	481	00	2,200
1882	444	00	2,200
1883	487	00	2,200
1884	289	00	2,200
1885	382	00	2,200
1886	270	50	2,200
1887	325	80	2,200
TOTAUX	6,687	00	33,000

MONTANT DES DÉPENSES FAITES DE 1875 À 1885
POUR VACCINATIONS ET REVACCINATIONS DANS LES DÉPARTEMENTS.

ANNÉES.	SUR LES FONDS			TOTAUX.
	GÉNÉRAUX.	DÉPARTEMENTAUX.	COMMUNAUX.	
	francs.	fr. c.	fr. c.	fr. c.
1875.............	1,900	134,969 80	94,494 80	231,364 60
1876.............	1,000	112,109 56	29,242 00	142,351 56
1877.............	1,500	154,752 98	45,751 10	202,004 08
1878.............	1,800	148,861 63	78,196 72	228,858 35
1879.............	3,800	158,304 46	107,454 15	269,558 61
1880.............	2,800	178,693 93	107,488 18	288,982 11
1881.............	1,800	147,700 67	98,369 81	247,870 48
1882.............	1,800	176,464 57	97,133 42	275,397 99
1883.............	1,800	161,271 94	106,325 65	269,397 59
1884.............	2,000	126,470 97	46,523 45	174,994 42
1885.............	1,700	189,065 83	103,684 53	294,450 36
TOTAUX......	21,900	1,688,666 34	914,663 81	2,625,230 15

VII. — QUEL VACCIN PRÉFÉRER ?

A quel genre de vaccin doit-on s'adresser?

L'observation permet d'admettre comme vraies les propositions suivantes :

Les succès obtenus par les vaccinations ne laissent rien à dé-sirer dans les trois cas suivants :

1° Vaccination d'enfant de bras à bras;

2° Vaccination de génisse à bras;

3° Pulpe vaccinale animale préparée avec la matière de raclage étendue de glycérine neutre.

Quant à la lymphe vaccinale animale, son activité est extrêmement courte. A partir du surlendemain, on ne peut plus être certain de son efficacité, tandis que celle de la pulpe dure plus d'un mois.

On a conseillé aussi la dessiccation du vaccin dans le vide. La dessiccation de la pulpe serait bonne, tandis que celle de la lymphe donnerait un produit incertain.

Le vaccin desséché dans le vide aurait une action d'une durée d'une année.

Au moment de s'en servir, on le délaie dans la glycérine neutre.

Pour les Allemands, la supériorité de la vaccination animale est incontestable.

Les conclusions suivantes ont été énoncées par la Commission allemande du 18 juin 1885 et formulées dans la loi du 28 avril 1887 :

Il y a lieu de substituer la vaccine animale à la jennérienne. La vaccine animale expose moins aux complications des plaies et ne donne pas lieu à la syphilis. Elle peut donner des résultats aussi bons que la vaccine jennérienne.

Cette substitution se fera d'une façon progressive. On créera un nombre suffisant d'instituts vaccinaux. Ces instituts seront dirigés par des médecins.

On ne délivrera la lymphe qu'après la mort et l'autopsie de l'animal vaccinifère.

On choisira des veaux ayant plus de trois semaines.

Le vaccin est généralement mélangé à la glycérine.

La vaccination animale est obligatoire en Hesse (29 avril 1882), à Hambourg (1884), en Anhalt (12 mars 1885), en Alsace-Lorraine (1885) [pour vaccine publique], à Bade (5 février 1886), en Saxe (10 mai 1886), à Brême (1886), en Wurtemberg (1886).

PROPORTION DES VACCINATIONS ET REVACCINATIONS ANIMALES.

PAYS.	VACCINATIONS.		REVACCINATIONS.	
	1885.	1886.	1885.	1886.
Hesse	92.83	96.7	98.59	99.7
Hambourg	93.75	97.6	94.90	95.8
Alsace-Lorraine	80.30	86.1	81.87	86.2
Anhalt	98.74	99.8	99.9	100
Bade	51.84	90.3	55.45	99.9
Saxe-Altenburg	36.69	96.5	13.74	97.9
Brême	42.8	88.6	31.5	97.6
Saxe	95.5	99	95.4	99.2
Wurtemberg	47.05	"	40.39	"
Bavière	11.05	59.9	10.21	62.5
Prusse	23.17	38.8	21.03	38

La proportion de vaccination avec vaccin animal a été :

$$
\text{En}
\begin{cases}
1879 \dots\dots\dots\dots\dots\dots\dots\dots\dots\dots\dots\dots\dots\dots & 2.59 \\
1880 \dots\dots\dots\dots\dots\dots\dots\dots\dots\dots\dots\dots\dots\dots & 3.29 \\
1881 \dots\dots\dots\dots\dots\dots\dots\dots\dots\dots\dots\dots\dots\dots & 4.04 \\
1882 \dots\dots\dots\dots\dots\dots\dots\dots\dots\dots\dots\dots\dots\dots & 7.15 \\
1883 \dots\dots\dots\dots\dots\dots\dots\dots\dots\dots\dots\dots\dots\dots & 11.23 \\
1884 \dots\dots\dots\dots\dots\dots\dots\dots\dots\dots\dots\dots\dots\dots & 19.11 \\
1885 \dots\dots\dots\dots\dots\dots\dots\dots\dots\dots\dots\dots\dots\dots & 33.10
\end{cases}
$$

On emploie pour la récolte du vaccin les précautions suivantes:

On ne le récolte que si l'animal a une température rectacle inférieure à 41 degrés.

Après avoir recueilli le vaccin on sacrifie l'animal pour en faire l'autopsie. On examine particulièrement l'ombilic et les vaisseaux ombilicaux, le péritoine, les plèvres, les poumons, le foie et la rate.

On ne délivre le vaccin que lorsque le vétérinaire a déclaré que l'animal ne présentait aucun signe de maladie transmissible.

Sans entrer dans une longue discussion sur l'efficacité relative des deux vaccins jennérien ou animal, il est permis d'accepter que la vaccination animale confère une immunité semblable à celle que donne la vaccination jennérienne.

Et comme, lorsqu'il s'agit d'imposer la vaccination, la vaccination animale présente certains avantages (impossibilité de transmettre la syphilis par exemple) c'est la vaccination animale qu'il faut préférer.

En prenant de jeunes veaux de trois mois environ, on n'a guère à redouter la transmission de la tuberculose.

En effet d'une part la tuberculose est très rare sur les veaux de lait.

D'autre part, le bacille tuberculeux paraît avoir fort peu d'aptitude à passer dans la lymphe vaccinale. En effet, Lothar Meyer, avec l'assistance de F. Guttmann, n'a pas trouvé le bacille de Koch dans la lymphe vaccinale recueillie sur des sujets tuberculeux. De plus, les expériences de M. Josserand exécutées dans le laboratoire de M. Chauveau, expériences confirmées par celles de M. Straus, ont démontré que cette lymphe vaccinale des tuberculeux, injectée, sur le cobaye, dans le tissu conjonctif sous-cutané ou dans le péritoine, ne provoque pas l'infection tuberculeuse dans l'immense majorité, sinon dans la totalité des cas.

Enfin, chose importante, il a été établi par M. Chauveau d'abord, puis par Bollinger, que le virus tuberculeux le plus actif, inoculé à la peau, par piqûres sous-épidermiques ou par scarifications superficielles, ne communique pas la tuberculose aux sujets d'expériences.

Il résulte de ces faits que le danger de transmettre la tuberculose par la vaccination animale est donc presque illusoire, malgré quelques expériences dont la publication a produit une émotion non justifiée.

Cependant, pour se mettre à l'abri de toute contagion possible, on préférera à la vaccination de génisse à bras la pulpe vaccinale en prenant la précaution suivante :

Dès que cette pulpe est recueillie, on sacrifie l'animal, on en fait l'autopsie, pour s'assurer qu'il n'est pas tuberculeux.

La pulpe est d'ailleurs très active; elle offre cette supériorité sur la vaccination de génisse à bras qu'elle ne présente aucune difficulté pour le transport. Enfin aucun produit de vaccination n'est perdu.

D'un autre côté, comme je l'ai déjà dit, la syphilis n'est pas à redouter puisqu'elle ne peut être transmise aux animaux.

Enfin la vaccination animale donne une source abondante de vaccin qu'il serait presque impossible d'obtenir avec la vaccination jennérienne.

Aussi à cause des gages de sécurité qu'elle présente, et en raison des facilités qu'elle donne pour les vaccinations et les revaccinations en masse, la vaccination animale me semble devoir être choisie.

Il est bien entendu toutefois que le vaccin jennérien devra continuer à être cultivé là où il l'est aujourd'hui, à l'Académie de médecine par exemple, et qu'il pourra continuer à être utilisé dans certaines circonstances données.

VIII. — INSTITUTS DE VACCINE.

Il importe que le service de la production et de la distribution du vaccin, actuellement insuffisant en France, soit organisé de telle façon que le Gouvernement prenant ce service en main puisse, en surveillant les instituts de vaccine animale créés et à créer, donner du vaccin dans des conditions de sécurité indiscutable.

Il y aura lieu de fixer plus tard les conditions dans lesquelles aura lieu cette surveillance.

Les médecins napolitains ont eu les premiers l'idée de transmettre la vaccine aux animaux de la race bovine, pour en faire, sous le nom de vaccine animale, un procédé spécial de vaccination.

A Naples, dès 1804, le vaccin humain est inoculé à la génisse pour qu'elle puisse servir de vaccinifère ; les inventeurs de la nouvelle méthode étaient guidés par cette pensée qu'un vaccin, même syphilitique, en passant par l'organisme de la vache, ne pouvait reproduire que la vaccine.

Dès l'origine, le service de vaccine animale à Naples fut organisé de la manière suivante :

Dans une ferme des environs de la ville, on inoculait chaque vendredi une génisse avec du vaccin humain. Dès le troisième jour après l'inoculation, le vaccinifère était amené à Naples et le vaccin distribué aux médecins qui en faisaient la demande. Dès leurs premiers essais, les vaccinateurs s'étaient aperçus que les procédés ordinaires de vaccination n'étaient pas applicables à la vaccine animale et ils trouvèrent le procédé *dit* napolitain :

La pustule est détachée tout entière de la peau du vaccinifère et livrée à l'opérateur ; celui-ci saisit la pustule à l'aide d'une pince à ligature et, en appuyant la face externe sur son doigt indicateur, il enlève, par grattage, de la face interne, le tissu de la pustule et le dépose sur une très petite incision pratiquée au bras du vacciné.

Le résultat du procédé est excellent, la vaccine est transmise avec une régularité absolue.

En 1849, une réforme s'opère et le vaccin, au lieu d'être transmis de l'homme à la vache, est transmis directement de vache à vache.

Une seule génisse suffit chaque semaine pour les besoins de la population civile de Naples. Ce n'est que vers 1863 que des génisses supplémentaires sont inoculées pour la revaccination des recrues de l'armée et de la marine.

Cette organisation d'un service régulier de vaccine animale à Naples passa inaperçue de 1804, date de son origine, jusqu'en 1864, date du Congrès médical de Lyon, où le docteur Viennois vint justement proposer la vaccination animale, en prenant la génisse pour porte-vaccin, dans le but de prévenir la syphillis vaccinale. A cette occasion, le professeur Palasciano fit connaître que ce procédé de vaccination était employé à Naples depuis soixante ans.

Au mois de décembre suivant, MM. Chambon et Lanoix fondaient à Paris le premier établissement de vaccine animale qui fut créé après celui de Naples. Ce fut l'origine de l'établissement actuel de vaccine animale de M. Chambon.

Dès le début, le procédé napolitain fut appliqué dans toute sa rigueur. Quelques mois après, il fut transformé :

Une pince mise à la base de la pustule permet de la saisir et de la comprimer :

1° Sous l'influence de la compression, on voit sourdre à la surface un liquide séreux, qui en traversant la pustule entraîne des éléments inoculables. Ce liquide vaccinal peut être mis dans des tubes capillaires, expédié et inoculé;

2° En saisissant la pustule, la pince permet de la bien fixer, de pouvoir enlever par grattage, de dehors en dedans, la pulpe vaccinale et d'en faire l'inoculation directe à l'homme; c'est le procédé napolitain, avec cette différence que la pustule n'est pas détachée et que le grattage se fait sur la face externe au lieu de se faire sur la face interne. Dans l'un et l'autre cas, c'est le tissu même de la pustule qui est inoculé. Le procédé est aussi parfait que le procédé napolitain et transmet la vaccine avec la même certitude.

Si la vaccination pratiquée directement de la génisse réussit d'une façon aussi régulière, il n'en est pas de même des vaccinations pratiquées avec la sérosité vaccinale. Aussi a-t-on été conduit à chercher des procédés nouveaux pour donner au vaccin *dit* de conserve une richesse plus grande en éléments inoculables. C'est ainsi que l'on a été amené à utiliser le produit du grattage, et à en faire sous le nom de pulpe vaccinale des préparations qui transmettent la vaccine avec autant de certitude que la vaccination directe.

On a ainsi :

1° La pulpe vaccinale liquide : elle est préparée par l'adjonction d'un tiers (en poids) de glycérine chimiquement pure;

2° La pulpe pâteuse : c'est la pulpe liquide à laquelle on ajoute une certaine quantité de gomme adragante; la masse se gonfle et acquiert une consistance qui permet de la mettre dans de petites fioles;

3° La pulpe desséchée sous une cloche pneumatique et pulvérisée : c'est la poudre vaccinale.

Dans presque toutes ces préparations on ajoute une substance antiseptique.

D'autres procédés de préparation ont été employés, car chaque directeur d'institut vaccinal a voulu avoir le sien et attacher son nom à une formule, mais toutes ont la même origine et à peu près les mêmes propriétés actives.

Cette transformation des procédés primitifs en préparations de pulpe vaccinale a été très heureuse. La pulpe vaccinale transmet la vaccine non seulement avec une régularité presque absolue, mais elle en conserve les propriétés actives pendant un temps assez long.

De la pulpe vaccinale glycérinée expédiée à l'île Maurice et à la Martinique a reproduit, avec tous ses caractères, la vaccine la plus régulière.

Plusieurs vaccinateurs ont même émis cette idée que la pulpe transmettait la vaccine plus sûrement que la vaccination directe de la génisse.

C'est sous cette inspiration que beaucoup d'établissements de vaccine animale se sont transformés en fabriques de vaccin; les vaccinifères n'étant plus utilisés que pour des préparations de pulpe, et la vaccination directe du vaccinifère étant complètement abandonnée.

Pour donner même plus de sécurité aux produits de ces fabriques on a soin, comme nous l'avons déjà indiqué, de faire l'autopsie du vaccinifère, et le vaccin n'est utilisé que si l'animal a été reconnu complètement sain.

Plusieurs pays possèdent déjà des instituts de vaccination animale (Italie, Belgique, Allemagne, Angleterre, Russie, Suisse, Amérique).

En Italie il existait déjà en 1872 quatorze comités de vaccination animale, tous installés et entretenus par l'initiative individuelle des médecins. Voici leurs noms et les dates de fondation : Naples (1849); Bologne (1868); Milan, Bergame et Sinigaglia (1869); Ancône, Foggia, Gênes, Venise, Arezzo et Vérone (1870); Vicence (1871); Rome (1872).

En Prusse il y a deux instituts : Berlin et Halle. En 1.888-1889 : Kœnigsberg et Cassel.

En Bavière, un institut : Munich; un moins important à Nuremberg.

En Saxe : quatre instituts.

En Wurtemberg : Stuttgart et Canstatt.

En Bade : Carlsruhe.

En Hesse : Darmstadt, depuis 1882.

En Mecklembourg-Schwerin, en 1888.

En Saxe-Weimar : Weimar.

En Anhalt : Bernburg.

En Alsace-Lorraine : Strasbourg et Metz.

Lubeck; Brême; Hambourg.

Nous possédons aussi des instituts de vaccine animale à Lyon, Saint-Étienne, Montpellier, Toulouse, Bordeaux et Lille. Nous ferons connaître *aux annexes* l'organisation de l'institut de vaccine de Lyon.

À Paris, l'administration de l'Assistance publique avait proposé la création d'un institut vaccinogène; mais ce projet n'a pas été adopté par le Conseil municipal.

Il existe d'ailleurs dans cette ville plusieurs établissements privés.

Avec l'un d'eux, celui de M. Chambon, l'administration de l'Assistance publique a traité pour des vaccinations et des revaccinations faites à jour fixe dans les hôpitaux et dans les bureaux de bienfaisance.

Il existe en outre au Val-de-Grâce un service de vaccination animale fonctionnant pendant quelques semaines au moment de l'arrivée des recrues.

Enfin, par un arrêté en date du 23 février 1888, le gouverneur de la Martinique a institué à Saint-Pierre un office vaccinogène dont la surveillance est confiée au chef du service de santé de la marine dans cette colonie.

IX. — QUARANTAINES CONTRE LA VARIOLE.

Notre pays offre malheureusement en ce moment un terrain toujours trop disposé à contracter la variole. Notre population n'est pas encore assez vaccinée et revaccinée. Aussi, quand des nomades, des émigrants, des passagers débarquant dans nos ports, ou des ouvriers, des ouvriers italiens surtout, traversant nos frontières, nous apportent la variole, ils deviennent bientôt le point de départ d'un foyer qui répand cette maladie dans nos populations rurales ou parmi les ouvriers habitant les faubourgs de nos villes.

Il existe, relativement au danger d'importation dans nos ports, un point spécial de prophylaxie qui mérite de fixer l'attention et dont le but serait d'empêcher le développement de la variole à bord.

Pour les navires postaux ordinaires le fait est assez rare, et quand les navires viennent de pays où règne une épidémie de variole les médecins du bord vaccinent habituellement pendant la traversée si un cas de variole vient à se développer à bord.

Mais relativement aux précautions prises à l'égard des émigrants et pour d'autres navires, la chose est beaucoup plus difficile.

Voyons à cet égard ce qui se passe dans certains pays étrangers.

Lorsque la variole existe au lieu de provenance ou au lieu d'embarquement, et s'il s'agit d'un navire ayant pour destination les États-Unis, le fait est régulièrement signalé à ce gouvernement par ses consuls.

Le service sanitaire de New-York exige à l'arrivée du steamer un procès-verbal authentique constatant la revaccination en traversée de tout le personnel du navire, équipage et passagers.

Le médecin du bord procède dans ce cas à la revaccination dès le début du voyage. La compagnie lui fournit le vaccin nécessaire, qu'elle se procure à ses frais.

Les agents du service sanitaire de New-York ne transigent pas sur l'exécution des prescriptions prescrites par leur règlement.

Les steamers à bord desquels on avait eu quelques négligences à ce sujet ont été retenus en quarantaine jusqu'à revaccination complète de tout le personnel sans exception.

Ces revaccinations ne sont pas gratuites.

Elles sont cotées à un tarif assez élevé (au moins 1 dollar par tête) et à la charge de la compagnie à laquelle appartient le navire en défaut.

Les compagnies de navigation connaissent cette exigence, elles s'y soumettent comme c'est leur intérêt de le faire.

En se défendant énergiquement, le pays d'arrivée force ainsi les compagnies à prendre toutes les précautions utiles.

Sans aller jusqu'à une rigueur aussi grande qu'aux États-Unis, nous estimons que l'on doit prendre des mesures contre les navires qui nous importent de temps à autre la variole à Bordeaux, à Saint-Nazaire, au Havre, à Dunkerque? Nous devons exiger la vaccination et la revaccination pendant la traversée de tout le personnel, équipage et passagers, lorsqu'un navire vient d'un pays où règne une épidémie de variole, et surtout lorsqu'il y a eu un ou plusieurs cas à bord.

Les passagers qui n'auront pas été vaccinés ou revaccinés pendant la traversée seront soumis à une observation de douze jours, c'est-à-dire pendant le temps correspondant à la durée d'incubation de la variole.

Ce n'est qu'alors en effet que le passager non vacciné ou non revacciné pendant la traversée ne constituera plus un danger pour la santé publique. Le navire sera désinfecté. Ces mesures sont d'autant plus légitimes que les cas de variole en France s'observent surtout dans les ports où ils sont importés par des navires provenant de régions contaminées par la variole.

D'un autre côté, le Gouvernement anglais a prescrit cette année des mesures de même ordre dans les ports de Jersey à l'égard des passagers venant de France en raison de l'épidémie de variole qui sévissait dans quelques départements de la Bretagne.

X. — QU'Y A-T-IL À FAIRE?

En résumé, les moyens dont je conseillerai l'adoption sont les suivants :

Il y a lieu d'encourager les municipalités à créer des instituts de vaccine animale et à perfectionner ceux qui existent déjà.

Chaque institut fournirait du vaccin pour toute la région au milieu de laquelle il serait placé.

Il y a lieu en outre d'imposer aux départements l'institution d'un service gratuit de vaccination et de revaccination.

Ils devront assurer d'une manière permanente la production de la quantité de vaccin animal nécessaire à ce service.

Cette production devra être confiée à des instituts *surveillés*, créés par chaque département ou par plusieurs départements syndiqués, ou par les communes ou par les particuliers.

Il conviendrait qu'un institut central, établissement d'État, fût chargé de l'entretien permanent des bonnes semences de virus vaccinal et de la distribution de ces semences aux instituts locaux suivant leurs besoins.

Il faudrait créer à Paris cet institut, établissement d'État ayant pour but la culture et l'entretien permanent du vaccin, pouvant

servir à son ensemencement, sa récolte, sa préparation, sa conservation, et à sa distribution permanente.

Comment créer, constituer et organiser cet institut?

Deux opinions peuvent être soutenues : ou bien créer un établissement nouveau, ou bien donner au service institué depuis
longtemps déjà à l'Académie de médecine un développement plus
considérable.

L'Académie possède dans ses attributions *la propagation de la
vaccine.*

Un service y est institué depuis de longues années; il vient de
recevoir un nouveau développement. On pratique la vaccination
de génisse à bras et on vaccine avec le vaccin jennérien. Il n'y
aurait qu'à compléter ce service en augmentant le personnel.

L'institut, en effet, tel que nous le comprenons, doit pouvoir
fournir la vaccination jennérienne de bras à bras, la vaccination
de génisse à bras et permettre les diverses préparations, celles de
pulpe par exemple, telles qu'on les fait aujourd'hui.

La culture, la récolte, la préparation, la conservation, la distribution du vaccin exigent une surveillance et une compétence
autorisées. Le nouvel institut d'État, dont nous proposons la création, serait établi de la façon suivante :

Il faut qu'il y ait à l'établissement, chaque jour, une génisse
vaccinifère en puissance de vaccine, à la fois pour la vaccination
directe et pour la préparation du vaccin, dit *de conserve.*

D'une façon presque absolue, le vaccin inoculé à la génisse
peut être utilisé les 4ᵉ, 5ᵉ et 6ᵉ jours après l'inoculation; il arrive
parfois que le 4ᵉ jour la pustule vaccinale est insuffisamment dé-
veloppée, quelquefois au 6ᵉ elle l'est un peu trop; je proposerais
donc l'inoculation de trois vaccinifères par semaine :

VACCINIFÈRE INOCULÉ LE MERCREDI et pouvant donner du vaccin utilisable	VACCINIFÈRE INOCULÉ LE VENDREDI et pouvant donner du vaccin utilisable	VACCINIFÈRE INOCULÉ LE DIMANCHE et pouvant donner du vaccin utilisable
Dimanche. Lundi. Mardi.	Mardi. Mercredi. Jeudi.	Jeudi. Vendredi. Samedi.

Cette disposition permet d'avoir chaque jour de la semaine du vaccin aux 5ᵉ et 6ᵉ jours, et les mardi et jeudi deux vaccinifères utilisables à la fois.

Le vaccin, au 6ᵉ jour, serait surtout destiné aux préparations vaccinales.

Cette organisation, qui est celle qui a été adoptée par M. Chambon en temps ordinaire pour un service d'hiver, est insuffisante pour un service de printemps ou un service en temps d'épidémie. Il faut alors quatre, cinq et même six génisses par semaine.

Le Directeur de l'établissement doit avoir assez l'habitude de son service pour prévoir les besoins probables.

Au lieu de compter sur un roulement régulier de trois génisses par semaine, il serait prudent d'en fixer le chiffre moyen à quatre. C'est-à-dire deux cents génisses environ par an.

Il est difficile de fixer un chiffre exact pour les frais occasionnés par les pertes ou par l'entretien de ces génisses durant leur séjour à l'étable.

Ici, le mot génisse désigne aussi bien des animaux sevrés que des animaux de lait: les uns et les autres peuvent être utilisés :

L'animal *sevré* sera employé de préférence parce qu'il est moins impressionné, à la fois par la réaction vaccinale et par le changement d'alimentation auquel il est soumis.

Les veaux de lait, malgré tous les soins, sont exposés à une plus grande dépréciation.

Quel prix faut-il compter pour les frais de chaque génisse?

Dans les conventions que M. Chambon a passées avec les divers bouchers qui l'ont approvisionné, la perte la moins élevée qu'il a eu à supporter a été de 30 francs, la plus élevée de 40 francs: c'est donc une moyenne de 35 francs.

Les frais de nourriture sont très variables. Le vaccinifère doit faire à l'étable un séjour d'environ neuf jours, les jours d'achat ne correspondant pas chaque fois avec le jour d'inoculation: en fixant à 25 francs le prix moyen de sa dépense, on s'approchera assez de la vérité; c'est donc comme nourriture et comme dépréciation une moyenne de 60 francs pour chaque vaccinifère.

Ces prix seraient peut-être diminués si la fourniture annuelle était mise à l'adjudication; il serait même possible, par un arrangement avec l'Assistance publique, d'obtenir les génisses presque gratuitement.

Quoi qu'il en soit, le chiffre des dépenses nécessitées par la création d'un institut d'État de vaccine animale semble devoir être de 30,000 francs environ.

Dans l'organisation que nous proposons il y aurait donc :

1° Un institut d'État;

2° Des instituts régionaux, départementaux et communaux, dont le nombre pourra s'accroître ultérieurement et qui, comme l'institut d'État, pourront envoyer des provisions de vaccin là où elles seront demandées, et même une ou plusieurs génisses là où elles seraient nécessaires.

Mais afin que les provisions de vaccin puissent inspirer une sécurité complète, il sera indispensable que ces divers instituts soient également soumis à une surveillance gouvernementale, et la loi qui instituera l'obligation de la vaccine devra en même temps organiser cette surveillance.

Par l'emploi de ces divers moyens et avec une surveillance obligatoire, nous pouvons être certain que l'on aura une source pure de vaccine donnant une sécurité absolue et pouvant satisfaire à toutes les éventualités.

XI. — CONCLUSION.

Le Comité, considérant que la vaccination et la revaccination sont les seuls moyens d'empêcher le développement de la variole;

Que ces opérations ne présentent aucun danger lorsqu'elles sont pratiquées suivant les règles de l'art;

Que non seulement elles ne sont pas dangereuses en temps d'épidémie de variole, mais qu'elles sont le seul moyen qui puisse arrêter ces épidémies;

Que la variole a presque complètement disparu des pays où la vaccination et la revaccination sont obligatoires et régulièrement pratiquées;

Que cette maladie doit disparaître définitivement des pays civilisés;

Considérant enfin que nous possédons avec le vaccin animal une source pure de vaccin donnant une sécurité absolue et pouvant satisfaire à toutes les éventualités,

Émet le vœu :

Qu'une loi rende obligatoires en France la vaccination et la revaccination.

Conclusion approuvée par le Comité consultatif d'hygiène publique de France, dans sa séance du 27 mai 1889.

DOCUMENTS ANNEXES

sur

LA VACCINE.

I.

FRANCE.

I. — ACADÉMIE DE MÉDECINE : ÉTAT DES VACCINATIONS ET REVACCINATIONS PRATIQUÉES GRATUITEMENT À L'ACADÉMIE, DE 1871 À 1887.

ANNÉES.	VACCINATIONS.	REVACCINATIONS.		TOTAUX.
		CIVILS.	MILITAIRES.	
1871................	1,562	126	2,941	4,629
1872................	1,810	85	2,989	4,884
1873................	2,333	44	3,383	5,760
1874................	2,406	54	3,811	6,271
1875................	2,965	264	6,629	9,858
1876................	2,592	246	5,301	8,139
1877................	2,453	199	45	2,697
1878................	3,232	126	"	3,358
1879................	3,787	838	"	4,625
1880................	3,710	3,321	"	7,031
1881................	2,851	713	"	3,564
1882................	3,167	326	"	3,493
1883................	2,941	387	703	4,031
1884................	3,090	150	110	3,350
1885................	3,241	182	94	3,517
1886................	2,993	377	100	3,470
1887................	3,350	504	22	3,876
Totaux............	48,483	7,942	26,128	82,553

II. — ACADÉMIE DE MÉDECINE : ÉTAT DU VACCIN DISTRIBUÉ GRATUITEMENT PAR L'ACADÉMIE, DE 1871 À 1887.

ANNÉES.	PLAQUES.	TUBES.	LANCETTES.
1871	11,928	369	2,372
1872	9,450	1,380	4,133
1873	9,347	573	4,067
1874	8,873	721	6,231
1875	9,754	989	6,070
1876	8,390	604	3,978
1877	10,103	617	5,817
1878	13,016	934	4,069
1879	13,408	1,054	10,439
1880	19,709	2,064	12,406
1881	11,836	2,455	5,576
1882	8,943	3,851	4,738
1883	10,219	3,440	6,480
1884	10,472	2,221	6,656
1885	9,077	2,464	4,979
1886	9,663	2,076	3,556
1887	8,503	1,903	5,098
Totaux	182,651	27,315	96,718

III. — ACADÉMIE DE MÉDECINE : TABLEAU DES VACCINATIONS ET REVACCINATIONS PRATIQUÉES EN FRANCE DE 1875 À 1885.

ANNÉES.	NAISSANCES.	VACCINATIONS.	REVACCINATIONS.	ATTEINTS de la VARIOLE.	DÉFIGURÉS ou INFIRMES.	MORTS de la VARIOLE.	RAPPORT des VACCINATIONS AUX NAISSANCES.
							p. 100.
1875	803,343	554,773	13,710	4,103	347	698	69.06
1876	716,988	558,855	6,453	7,311	401	1,068	77.49
1877	773,308	578,969	14,883	9,510	715	1,664	74.86
1878	799,370	604,182	8,734	14,181	1,503	3,300	75.59
1879	771,444	588,348	8,115	8,478	754	1,302	76.36
1880	739,436	658,987	49,843	17,579	1,433	4,997	89.14
1881	754,287	631,143	49,079	14,103	734	3,430	83.89
1882	734,698	601,508	51,949	34,746	1,017	7,397	81.87
1883	517,456	460,813	45,518	6,195	1,135	1,517	89.05
1884	720,454	587,761	38,317	8,910	974	4,104	81.58
1885	737,346	611,190	30,990	8,948	1,005	1,727	84.90
Totaux	8,065,640	6,436,508	270,590	133,894	10,018	44,102	79.80

On a publié des tableaux indiquant le rapport des vaccinés aux enfants nés dans les divers États de l'Europe. Ce tableau est en ce moment à peu près impossible à établir d'une façon exacte.

D'ailleurs l'important n'est pas le pourcentage brutal. Il faut tenir compte, dans la statistique, des enfants non vaccinés par suite de variole antérieure, de ceux dont la vaccine est retardée par ordonnance médicale, enfin de ceux qui ont succombé.

IV. — MINISTÈRE DE LA GUERRE : ÉTAT DES VACCINATIONS ET REVACCINATIONS PRATIQUÉES DANS L'ARMÉE FRANÇAISE [1].

ANNÉES.	VACCINATIONS.	REVACCINATIONS.	TOTAUX.
1882...............	3,625	152,413	156,038
1883...............	4,323	151,044	155,367
1884...............	4,733	167,461	172,194
1885...............	4,730	168,158	172,888

V. — MINISTÈRE DE LA GUERRE : TABLEAUX GRAPHIQUES DE LA MORBIDITÉ ET DE LA MORTALITÉ VARIOLIQUES DANS L'ARMÉE FRANÇAISE (1863-1887).

A. — Cas de variole dans l'armée de 1875 à 1887.

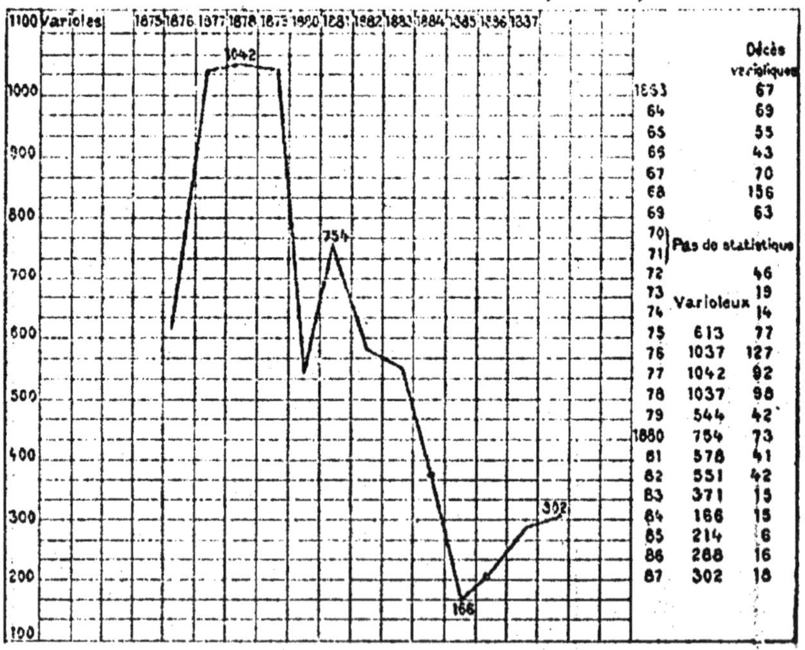

[1] Il n'existe pas de tableau de vaccinations d'ensemble avant 1882.

B. — Décès varioliques dans l'armée de 1863 à 1869 et de 1871 à 1887.

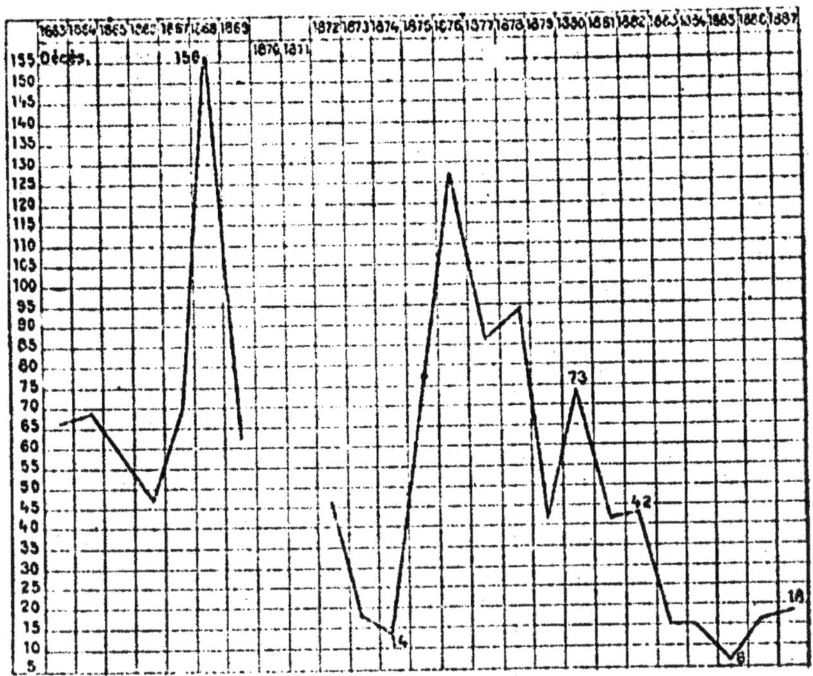

Les deux graphiques ci-dessus représentent *tout* ce que la statistique médicale de l'armée offre de documents relativement à la morbidité et à la mortalité varioliques de 1863 à 1887.

Le volume de 1862 ne fournit aucun renseignement à ce sujet.

De 1863 à 1869, il y a des réserves à faire relativement à l'exactitude du chiffre des décès, les différents tableaux donnant des chiffres contradictoires ; on a toujours enregistré le chiffre *fort*.

En 1870 et 1871, la statistique médicale fait défaut.

C'est à partir de 1875 seulement que le chiffre des cas de variole ressort à part dans les tableaux de la morbidité.

VI. — PRÉFECTURE DE LA SEINE : ÉTAT DES VACCINATIONS

ET REVACCINATIONS PRATIQUÉES À PARIS DE 1877 À 1886.

	1877			1878			1879			1880			1881		
	VACCINATIONS.	REVACCINATIONS.	TOTAL.	VACCINATIONS.	REVACCINATIONS.	TOTAL.	VACCINATIONS.	REVACCINATIONS.	TOTAL.	VACCINATIONS.	REVACCINATIONS.	TOTAL.	VACCINATIONS.	REVACCINATIONS.	TOTAL.
1er arrondissement	182	12	194	168	8	176	267	1,357	1,624	347	1,065	1,412	327	234	561
2e idem	223	9	232	208	»	208	284	63	347	275	367	642	187	63	250
3e idem	797	12	809	786	19	805	1,010	181	1,191	912	603	1,515	641	84	725
4e idem	771	15	786	655	52	707	691	384	1,075	780	1,000	1,780	670	171	841
5e idem	635	151	786	367	53	420	648	170	818	770	1,839	2,609	439	15	454
6e arrondissement et Académie de médecine	2,518	249	2,767	3,276	126	3,402	3,787	838	4,625	3,918	4,191	8,109	3,019	817	3,836
7e arrondissement	516	36	552	575	112	687	519	1,523	2,042	440	1,100	1,540	430	107	537
8e idem	152	4	156	136	»	136	159	7	166	296	48	344	181	113	294
9e idem	438	11	449	506	17	523	376	39	415	381	558	939	262	66	328
10e idem	1,109	39	1,148	919	15	934	2,127	40	2,167	2,684	508	3,192	2,030	251	2,281
11e idem	1,849	15	1,864	1,945	26	1,971	1,415	11	1,426	1,148	83	1,231	857	13	870
12e idem	1,431	»	1,431	1,116	51	1,167	2,219	1	2,220	1,617	11	1,628	1,227	25	1,252
13e idem	1,318	»	1,318	1,008	»	1,008	927	16	943	1,571	54	1,625	810	36	846
14e idem	1,406	»	1,406	864	»	864	992	7	999	1,042	49	1,091	995	16	1,011
15e idem	973	101	1,074	1,127	10	1,137	435	574	1,009	283	591	874	279	369	648
16e idem	330	»	330	331	»	331	1,392	77	1,469	1,699	142	1,841	971	25	996
17e idem	1,249	52	1,301	1,309	13	1,322	2,105	124	2,229	2,391	519	2,910	1,478	293	1,771
18e idem	1,672	63	1,735	1,668	41	1,709	2,123	155	2,278	1,979	148	2,127	1,597	156	1,753
19e idem	1,845	46	1,891	1,922	35	1,957	2,322	74	2,396	2,792	40	2,832	2,500	72	2,572
20e idem	1,844	22	1,866	2,287	24	2,311	5,537	16,130	21,667	5,358	18,778	24,136	5,983	14,772	20,755
Assistance publique	3,463	2,131	5,594	3,858	2,515	6,373									
Totaux	24,721	2,968	27,689	25,031	3,115	28,146	30,573	22,992	53,565	32,168	32,779	64,947	25,931	18,380	44,311

4

	1882.			1883.			1884.			1885.			1886.		
	VACCI-NATIONS.	REVAC-CINATIONS.	TOTAL.	VACCI-NATIONS.	REVAC-CINATIONS.	TOTAL.	VACCI-NATIONS.	REVAC-CINATIONS.	TOTAL.	VACCI-NATIONS.	REVAC-CINATIONS.	TOTAL.	VACCI-NATIONS.	REVAC-CINATIONS.	TOTAL.
1er arrondissement......	385	111	496	374	185	559	448	132	580	203	212	415	405	81	486
2e idem..............	212	122	334	190	48	238	191	27	218	119	116	235	213	76	289
3e idem..............	733	68	801	657	49	706	633	7	640	346	327	673	655	22	677
4e idem..............	750	77	827	796	72	868	842	22	864	364	349	713	728	8	736
5e idem..............	530	23	553	560	*	560	413	14	427	221	201	422	333	2	335
6e arrondissement et Académie de médecine..	3,460	400	3,860	3,218	1,142	4,360	3,421	292	3,713	3,409	475	3,884	3,478	497	3,975
7e arrondissement	505	100	605	448	117	565	338	497	835	211	164	375	323	472	795
8e idem..............	160	50	210	137	13	150	112	3	115	66	71	137	125	6	131
9e idem..............	230	39	269	325	22	347	305	100	405	121	135	256	277	27	304
10e idem..............	1,004	531	1,535	1,020	444	1,464	1,018	17	1,035	511	508	1,019	1,084	25	1,109
11e idem..............	2,164	175	2,339	1,935	175	2,110	2,129	61	2,190	1,180	1,135	2,315	2,265	135	2,400
12e idem..............	945	17	962	840	11	851	918	4	922	451	478	929	900	4	904
13e idem..............	1,656	58	1,714	1,642	16	1,658	1,521	32	1,553	434	407	841	1,628	23	1,051
14e idem..............	1,000	99	1,099	1,076	35	1,111	843	9	852	839	800	1,639	800	6	806
15e idem..............	756	16	772	990	9	999	763	45	808	484	422	906	753	69	822
16e idem..............	312	28	340	536	299	835	422	182	604	473	212	685	622	396	1,018
17e idem..............	1,044	3	1,047	1,121	11	1,132	1,080	11	1,091	478	531	1,009	855	12	867
18e idem..............	1,783	42	1,825	2,090	154	2,244	2,058	205	2,263	1,415	1,309	2,724	2,034	34	2,068
19e idem..............	2,008	62	2,070	2,179	76	2,255	1,911	110	2,021	1,032	1,027	2,059	2,134	76	2,210
20e idem..............	2,333	32	2,365	2,618	45	2,663	2,400	20	2,420	1,040	1,042	2,082	2,101	26	2,127
Assistance publique......	7,460	18,062	25,522	8,833	17,178	26,011	9,914	14,450	24,364	11,667	14,679	26,346	11,618	17,077	28,695
Totaux..........	29,430	20,115	49,545	31,585	20,101	51,686	31,680	16,240	47,920	25,064	24,600	49,664	33,331	19,074	52,405

VII. — ASSISTANCE PUBLIQUE DE PARIS : ÉTAT DES VACCI-
ET 1888 DANS LES HÔPITAUX, HOSPICES ET BU-

DÉSIGNATION DES ÉTABLISSEMENTS.	1886. VACCINATIONS.	REVACCINATIONS.	TOTAL des INOCULATIONS.	TOTAL GÉNÉRAL.
Hôpitaux et hospices { M. Chambon	8,753	16,391	25,144	} 28,695
Autres vaccinateurs	2,865	686	3,551	
Bureaux de bienfaisance. 1er arrondissement	405	81	486	
2e idem	213	76	289	
3e idem	655	22	677	
4e idem	728	8	736	
5e idem	333	2	335	
6e idem	485	20	505	
7e idem	323	472	795	
8e idem	125	6	131	
9e idem	277	27	304	
10e idem	1,084	25	1,109	
11e idem	2,265	135	2,400	20,240
12e idem	900	4	904	
13e idem	1,628	23	1,651	
14e idem	800	6	806	
15e idem	753	69	822	
16e idem	622	396	1,018	
17e idem	855	12	867	
18e idem	2,034	34	2,068	
19e idem	2,134	76	2,210	
20e idem	2,101	26	2,127	
Totaux	30,338	18,597	48,935	48,935

NATIONS ET REVACCINATIONS PRATIQUÉES EN 1886, 1887
REAUX DE BIENFAISANCE.

1887. VACCINATIONS.	REVACCINATIONS.	TOTAL.	1888. VACCINATIONS.	REVACCINATIONS.	TOTAL.
13,638	23,381	37,019	13,575	30,189	43,764
383	115	498	445	474	919
192	9	201	217	29	246
638	13	651	516		516
790	32	822	1,063	108	1,171
445	12	457	438	12	450
955	54	1,009	937	345	1,272
335	646	981	259	1,082	1,341
146	10	156	143	10	153
272	27	299	223	39	262
935	41	976	1,131	68	1,199
2,660	154	2,814	2,092	69	2,161
849	15	864	830	30	860
1,579	41	1,620	2,508	29	2,537
869	13	882	895	115	1,010
848	48	896	984	26	1,010
528	491	1,019	619	1,467	2,086
678	7	685	857	17	874
2,202	110	2,312	2,422	497	2,919
2,006	148	2,154	2,094	141	2,235
2,049	23	2,072	2,182	142	2,324
32,997	25,390	58,387	34,420	34,889	69,309

VIII. — MINISTÈRE DU COMMERCE ET DE L'INDUSTRIE : ÉTAT DES CRÉDITS INSCRITS EN 1888 AUX BUDGETS DES DÉPARTEMENTS POUR LE SERVICE DE LA VACCINE.

NUMÉROS.	DÉPARTEMENTS.	CRÉDIT INSCRIT. (francs.)	NUMÉROS.	DÉPARTEMENTS.	CRÉDIT INSCRIT. (francs.)
1	Ain	1,500		Creuse	Néant.
2	Aisne	3,000	23	Dordogne	2,500
3	Allier	4,000	24	Doubs	Néant.
4	Alpes (Basses-)	Néant.	25	Drôme	7,625
5	Alpes (Hautes-)	Néant.	26	Eure	1,500
6	Alpes-Maritimes	1,200	27	Eure-et-Loir	Néant.
7	Ardèche	1,200	28	Finistère	8,000
8	Ardennes	Néant.	29	Gard	1,500
9	Ariège	1,000	30	Garonne (Haute-)	(1)
10	Aube	200	31	Gers	Néant.
11	Aude	5,200	32	Gironde	3,500
12	Aveyron	200	33	Hérault	2,300
13	Bouches-du-Rhône	300	34	Ille-et-Vilaine	Néant.
14	Calvados	400	35	Indre	Néant.
15	Cantal	Néant.	36	Indre-et-Loire	1,250
16	Charente	3,800	37	Isère	8,500
17	Charente-Inférieure	Néant.	38	Jura	2,800
18	Cher	Néant.	39	Landes	500
19	Corrèze	2,100	40	Loir-et-Cher	3,000
20	Corse	300	41	Loire	4,000
21	Côte-d'Or	5,000	42	Loire (Haute-)	1,400
22	Côtes-du-Nord	4,500	43	Loire-Inférieure	7,800

(1) Dépense prélevée sur le service de la médecine cantonale (14,000 francs), notamment 600 francs pour le conservateur du vaccin.

NUMÉROS.	DÉPARTEMENTS.	CRÉDIT INSCRIT.	NUMÉROS.	DÉPARTEMENTS.	CRÉDIT INSCRIT.
		francs.			francs.
44	Loiret	Néant.	68	Sarthe	(1)
45	Lot	2,000	69	Savoie	5,200
46	Lot-et-Garonne	6,000	70	Savoie (Haute-)	Néant.
47	Lozère	1,200	71	Seine	43,000
48	Maine-et-Loire	1,200	72	Seine-et-Marne	Néant.
49	Manche	Néant.	73	Seine-et-Oise	1,000
50	Marne	1,250	74	Seine-Inférieure	4,000
51	Marne (Haute-)	2,000	75	Sèvres (Deux-)	2,000
52	Mayenne	600	76	Somme	6,000
53	Meurthe-et-Moselle	5,000	77	Tarn	1,500
54	Meuse	1,200	78	Tarn-et-Garonne	3,500
55	Morbihan	2,000	79	Var	Néant
56	Nièvre	1,200	80	Vaucluse	2,500
57	Nord	6,000	81	Vendée	Néant.
58	Oise	1,550	82	Vienne	400
59	Orne	Néant.	83	Vienne (Haute-)	2,400
60	Pas-de-Calais	6,000	84	Vosges	3,000
61	Puy-de-Dôme	1,400	85	Yonne	Néant.
62	Pyrénées (Basses-)	7,040	86	Belfort (Territ. de)	2,300
63	Pyrénées (Hautes-)	1,200	87	Algérie { Alger	4,200
64	Pyrénées-Orientales	800	88	Constantine	3,000
65	Rhône	7,000	89	Oran	5,000
66	Saône (Haute-)	400	90	Totaux	240,825
67	Saône-et-Loire	5,000			

(1) Service compris dans celui de la médecine cantonale.

IX. — Société française d'hygiène : service de vaccination.

La Société française d'hygiène a institué un service de vaccinations *gratuites* en février 1880.

Le vaccin animal était fourni par les génisses de M. Lanoix, et plus tard de M. Chambon, moyennant un prix fixe payé par la Société.

Le vaccin d'enfant était fourni, à la première séance de chaque année, par un *vaccinifère*, envoyé par M. le Directeur de la vaccine de l'Académie de médecine. Ledit vaccinifère assurait pour les séances successives le vaccin jennérien utilisé de bras à bras, ou servant à la récolte des pointes d'ivoire expédiées en province.

De 1880 à fin 1887, le nombre total des séances de vaccination s'est élevé à 80.

Le nombre des vaccinés et revaccinés étant environ de 100 pour chaque séance, nous arrivons à un total de 8,000 opérations vaccinales, qui est un *minimum*.

D'une manière générale, le rapport des vaccinations aux revaccinations a été comme 90 à 10 et, pour le choix du vaccin, sur cent enfants vaccinés : 97 par le vaccin de génisse, 3 par le vaccin jennérien.

En ne tenant compte que des certificats délivrés, les succès pour les *vaccinations* ont oscillé autour du chiffre 96 p. o/o (vaccin aux cinquième et sixième jours de culture).

X. — Institut vaccinal lyonnais.

Les créateurs de l'Institut lyonnais ne se sont pas contentés d'organiser un service de vaccinations *directes* de bras à bras ou de veau à bras, ouvrant ses portes au public tous les huit jours, ou tous les quinze jours, au hasard des circonstances et au gré des aptitudes et des susceptibilités d'un vaccinifère ; ils ont voulu, à l'exemple de Milan et de Bruxelles, avoir constamment sous la main un fonds de réserve, et un dépôt permanent de vaccin.

L'organisation [1] a été des plus simples et des moins coûteuses, et on peut affirmer, sans exagération aucune, qu'après avoir traversé une période inévitable de tâtonnements, elle répond complètement aujourd'hui à ce qu'on attendait d'elle.

L'*installation* a été faite au centre de la ville, rue Bât-d'Argent. Le local se compose : à l'entresol, de deux salles d'attente, d'un cabinet de vaccination et d'une salle de dégagement ; au rez-de-chaussée d'une étable vaste et bien aérée, maintenue à une température de 20°, au moyen d'un poêle en hiver et de la ventilation en été, enfin d'une cave où doit rester à demeure le vaccin de réserve.

Le *personnel* se compose : d'un *médecin* ayant pour attributions les vaccina-

[1] Tous les documents qui suivent ont été empruntés (et souvent textuellement) aux mémoires de M. Leclerc (*Écho des Sociétés vétérinaires de France*, 1884. Tirage à part. Documents administratifs de la ville de Lyon, 1885. Comptes rendus des travaux du Conseil d'hygiène. Laccassagne, 1er vol.). Dr Chambard. *Progrès médical, Lyon médical*, 1888.

tions publiques, la distribution du cow-pox aux médecins et aux sages-femmes et la délivrance des certificats; d'un *vétérinaire* chargé de la production, de la récolte et de la conservation du vaccin, de l'hygiène des animaux vaccinifères et de leur autopsie; enfin un employé de bureau a pour fonction de consigner sur des registres spéciaux toutes les opérations faites : vaccinations et délivrance du vaccin.

Le personnel relève de la municipalité. En outre, le département contribuant au moyen d'une subvention votée par le Conseil général aux dépenses de cette organisation, le préfet du Rhône exerce son droit de contrôle au moyen d'une Commission permanente se réunissant une fois par mois.

Les différentes opérations qui constituent le *fonctionnement* du service sont : la production du cow-pox, sa conservation, son inoculation et sa délivrance au dehors.

Production du cow-pox : les veaux sont fournis par l'Administration des hospices : à leur arrivée, ils sont dans un état de fatigue assez accusé; pour augmenter leur poids les marchands les gorgent d'eau avant la vente; dans ces conditions l'inoculation immédiate produirait du vaccin hâtif, des pustules avortées, passant rapidement à la purulence; on attend deux ou trois jours pendant lesquels l'animal est soumis à un régime spécial : breuvage excitant, alcool en solution, infusion de thé de foin, sel de nitre, repas léger, repos absolu sur une litière sèche; nourriture d'excellente qualité, lait, farine lactée, etc. En un mot, l'hygiène du veau est l'objet d'une attention minutieuse, car la *qualité et la quantité* du vaccin en dépendent directement.

Le choix du sujet a aussi son importance ; un veau robuste de deux ou trois mois, pesant de 80 à 120 kilogrammes, de sexe mâle, à peau blanche et fine, est un sujet de choix.

L'*inoculation* du veau est précédée des précautions suivantes : région opératoire comprenant tout un côté de la poitrine préalablement tondue, savonnée à l'eau tiède et soigneusement rasée; peau séchée avec un linge très propre. Le rasement et l'inoculation se pratiquent sur l'animal debout.

L'*inoculation* se fait avec la lancette à grain d'orge; la substance inoculée est l'électuaire vaccinal, dont la fabrication est indiquée plus loin. Cet électuaire est déposé par points et en lignes parallèles, écartées d'un centimètre les uns des autres; au centre de chaque point on pratique une scarification d'un centimètre de longueur, en intéressant avec la pointe de l'instrument toute l'épaisseur de l'épiderme jusqu'à la couche papillaire; après la dernière scarification l'animal est relevé, musclé avec un panier jusqu'après la récolte du vaccin, et laissé sans couverture pendant dix minutes, pour assurer l'absorption du vaccin. Le nombre des scarifications varie entre 50 et 150, suivant la taille des sujets.

La *cueillette* du vaccin est commencée le quatrième jour après l'inoculation; l'éruption s'est dessinée dès le troisième jour, mais le vaccin recueilli ce jour-là serait de quantité et de qualité insuffisantes.

La récolte se fait sur l'animal debout, deux aides le maintiennent solidement; les pustules sont lavées à l'eau tiède : chaque pustule est comprimée à sa base avec des pinces fixes (modèle Péan avec le mors et les branches plus allongées), les pinces sont laissées à demeure. Le liquide qui est ainsi exprimé était, au début, recueilli avec l'aspirateur Brunel, pour être mis en tube; l'infidélité de la lymphe vaccinale a depuis longtemps fait abandonner ce temps de l'opération. Aujourd'hui, immédiatement après l'application de la pince, la pustule est intégralement excisée par un raclage énergique; croûtes, parois de la pustule et parties superficielles du derme sont, avec la lymphe, déposées dans un verre de montre. L'opération de la cueillette doit être suspendue, après l'excision de quarante ou cinquante pustules, pour être reprise le soir ou le lendemain matin, à moins que les pustules ne soient arrivées, dans cet intervalle, à la période de suppuration.

Le veau est ensuite rendu aux hôpitaux avec une valeur diminuée d'environ 20 francs; l'autopsie est pratiquée immédiatement; en cas de maladie le vaccin est détruit. Depuis la création du service, sur cent cinquante veaux qui ont fourni la quantité de vaccin signalée plus loin, un est mort, sans avoir été inoculé, d'une entérite suraiguë; quant à la tuberculose du veau, elle est excessivement rare; sur quatre cent mille veaux abattus depuis cinq ans dans les abattoirs de Lyon, M. Leclerc, vétérinaire du service et inspecteur principal de la boucherie, n'a trouvé que cinq cas de tuberculose.

La cueillette du vaccin terminée, la pulpe constituée par les croûtes, les parois de la pustule et les parties superficielles du derme, qui avait été déposée provisoirement dans un verre de montre, est additionnée d'une égale quantité de glycérine neutre et d'eau distillée, associées dans des proportions égales; ce mélange subit au mortier un commencement de trituration afin que la pulpe soit pénétrée de toutes parts par la solution conservatrice; elle est ensuite déposée dans un godet de verre contenant une solution glycérique semblable; le godet est bouché et cacheté, puis déposé, à l'abri de la lumière et de l'air, dans la cave. Telles sont les précautions indispensables pour la *conservation* du vaccin. Cette pulpe, qui est un vaccin *intégral*, conserve son activité assez longtemps. Les observations et les recherches faites dans le service démontrent que la durée de cette activité peut atteindre environ cinquante jours. C'est plus de temps qu'il n'en faut pour procéder à de nouvelles cultures et renouveler la provision sur plusieurs nouveaux vaccinifères.

Pour l'*emploi* du vaccin, la pulpe doit subir une nouvelle manipulation. Les croûtes qui ont été déposées dans la solution glycérique à l'état de division très incomplète doivent être, pour les inoculations, réduites à l'état de pulpe parfaitement homogène. Pour cela, suivant les instructions données par le D' Chambard, la pulpe est déposée dans un mortier de verre avec un peu de sucre en morceaux, comme moyen mécanique de division. On ajoute goutte à goutte la glycérine du godet de verre dans lequel a séjourné le vaccin; chose remarquable, ce liquide est devenu lui-même actif au bout de quelques jours. On ajoute à la préparation une pincée de gomme adragante, et après trituration de deux à trois minutes, on obtient une pâte semi-liquide, une sorte d'électuaire très facile à manier et à expédier.

Pour les *expéditions*, la pulpe est déposée entre deux plaques creusées en capsule, les bords en sont ensuite cachetés à la cire; la plaque unique qui en résulte est soigneusement enveloppée, puis déposée dans le pli d'une lettre imprimée contenant les instructions nécessaires pour le mode d'emploi. Le poids de la plaque ordinaire a été calculé de façon que le transport par la poste ne dépasse pas 15 centimes d'affranchissement.

Le mode *d'emploi* pour les *vaccinations*, adopté dans le service, est le suivant :

Le bras du sujet est saisi en arrière par la main gauche de l'opérateur; avec le pouce et l'index la peau de la face antéro externe est tendue : sur cette surface ainsi tendue, la lancette chargée d'électuaire vient déposer d'abord une petite quantité de vaccin sur trois points, puis dans chaque gouttelette l'instrument pratique une *scarification* n'intéressant que l'épaisseur de l'épiderme, et mesurant 5 millimètres de longueur dans une direction parallèle à l'axe du bras. La scarification est la meilleure méthode, si non la seule bonne, d'insertion du vaccin animal conservé. Elle est facile, rapide et nullement douloureuse.

Bien que le contact du vaccin avec le réseau lymphatique, interépithélial du corps muqueux, suffise à en assurer l'absorption, il est bon que la plaie de la scarification se dessine en rouge sur la peau; mais le sang ne doit pas sortir sous la forme d'une goutte dont la coagulation pourrait emprisonner, ou dont l'écoulement pourrait entraîner le virus vaccinal.

Le nom, l'adresse, l'âge, les antécédents varioliques ou vaccinaux de chaque personne vaccinée à l'Institut sont consignés avec la plus grande exactitude : un numéro d'ordre est remis à chacun. Au bout de huit jours l'opéré doit se représenter; un certificat de vaccin lui est délivré et les résultats sont recueillis sur le registre avec le nombre des pustules et, si besoin est, des observations en marge, le tout devant servir aux statistiques, et tenant chaque jour le vaccinateur au courant de l'évolution du vaccin, de son efficacité, de sa conservation ou de son atténuation.

Comme on le voit, l'organisation et le fonctionnement de l'Institut vaccinal lyonnais n'offrent rien de complexe. La difficulté, si difficulté il y a, est toute dans l'observation attentive de tous les détails de ce fonctionnement. Le succès est à ce prix; l'oubli en apparence le plus insignifiant peut compromettre sérieusement les résultats. Par contre, une fois l'éducation faite, une fois les habitudes prises, dès que vétérinaire et médecin ont, comme on dit, leur service dans la main, rien n'est plus simple et il semble vraiment que tout le mécanisme de cette délicate organisation en soit venu à fonctionner automatiquement.

Il nous reste à donner un aperçu sommaire des résultats obtenus, depuis la création du service (janvier 1883) jusqu'à ce jour, soit une période de cinq ans et demi.

Les documents fournis par les statistiques mensuelles et insérés dans le *Recueil officiel des actes administratifs de la ville de Lyon* peuvent se diviser en trois catégories :

1° Statistiques des vaccinations pratiquées à l'Institut municipal;

2° État des délivrances de vaccin faites au dehors;

3° Marche de la variole.

Statistique des vaccinations. En ce qui concerne les *vaccinations*, les résultats constatés sur les personnes, qui ont été représentées, donnent successivement :

```
1883 ..........................................  87 p. 100
1884 et 1885 ..................................  98
1886 ..........................................  99
1887 ..........................................  97
1888 ..........................................  98
```

Il importe de remarquer, suivant les observations consignées dans le Rapport officiel de 1883 (Documents de l'administration municipale, 1885, p. 179), que « les résultats des *vaccinations*, tels que les donnent les statistiques, ne portent que sur un petit nombre d'opérés et précisément sur les moins favorables. Il est en effet démontré que les personnes les plus exactes à se représenter sont celles dont la vaccination n'a pas été suivie de succès, et que, par contre, celles qui ont eu un résultat positif, non seulement ne voient pas l'utilité d'une nouvelle démarche, mais, de plus, sont retenues par la crainte d'être mises à contribution pour la cueillette du vaccin humain ».

Quant aux revaccinations, leurs succès oscillent entre 35 et 45 p. o/o. C'est d'ailleurs un élément d'appréciation très secondaire et très variable.

Les chiffres précédents ne comprennent pas les vaccinations faites en masse, au cours de l'épidémie de 1884, sur des agglomérations (telles que les écoles, les théâtres, les lycées, les régiments, etc.), qui par exception, en raison des circonstances, sont venus se faire vacciner à l'Institut municipal, sans être enregistrés. On peut évaluer le nombre de ces vaccinations approximativement au chiffre de 20,000. Depuis cette période, le vaccin animal qui occupait, dans la série des vaccins préconisés par les instructions ministérielles à l'armée, la *dernière place*, a été classé officiellement au premier rang ; par suite, la direction du service de santé de Lyon a organisé à l'hôpital militaire de la Charité un institut vaccinal sur le modèle de l'Institut municipal. Outre l'électuaire, il produit la poudre vaccinale suivant les procédés conseillés par M. le professeur agrégé Vaillard, du Val-de-Grâce.

Délivrance du vaccin en dehors. L'Institut municipal a fourni du vaccin :

```
1883, pour ...................................  3,782 personnes.
1884, pour ...................................  27,629
1885, pour ...................................  19,685
1886, pour ...................................  44,095
1887, pour ...................................  35,543
1888, pour ...................................  50,951
                                               ─────────
              TOTAL ..........................  181,665
```

L'importance des opérations auxquelles a présidé le service se traduit donc par les chiffres suivants, depuis la création :

```
Vaccinations intérieures (inscrites au registre) ......  25,698
Vaccinations intérieures (non inscrites) .............  20,000
Vaccinations extérieures .............................  181,665
              TOTAL GÉNÉRAL ..........................  227,261
```

Certaines expéditions ont dû être faites dans des conditions exceptionnelles de quantité et de rapidité, qui auraient singulièrement trouvé au dépourvu un service public encore attardé dans le système des vaccinations de veau à bras. Exemple : les villes de Marseille et de Grenoble qui nous demandaient un beau jour, lors de leurs dernières épidémies, par dépêche télégraphique, une fourniture quotidienne de plaques pour mille vaccinations.

La délivrance du cow-pox au dehors du département du Rhône, quoique non prévue par les règlements administratifs, a été faite jusqu'à ce jour, à titre gracieux, comme moyen de vulgarisation. Nous croyons savoir que l'administration municipale étudie actuellement un projet qui lui permettra de fournir régulièrement, moyennant une rétribution modérée, à tous les départements la quantité de pulpe vaccinale qui leur sera nécessaire.

Marche de la variole. Comme le fait remarquer M. le professeur Lacassagne (*Comptes rendus des travaux du Conseil d'hygiène*, 1er vol.), la variole est une de nos principales affections épidémiques. En dix ans, de 1875 à 1885, elle est apparue sous forme de trois grandes épidémies. Il est à remarquer que le service vaccinal a débuté en pleine épidémie de 1884, et que moins de six mois après le fléau était enrayé, au point que l'année 1885 est celle qui a compté le moins de décès par variole. Voici d'ailleurs le chiffre de la mortalité :

DÉCÈS PAR VARIOLE.

1875	68
1876	314
1877	119
1878	48
1879	19
1880	400
1881	207
1882	84
1883	96
1884	260
1885	6
1886	9
1887	0
1888	56

En 1888, une épidémie aujourd'hui éteinte s'est produite. Il importe de noter que les trois principaux foyers originels : le quartier Pierre Scize, le quartier Saint-Clair et l'agglomération de Saint-Fons donnent asile à un très grand nombre d'ouvriers italiens dont beaucoup n'ont jamais été vaccinés.

Si on prend les chiffres de la mortalité avant la création du service vaccinal, on peut les diviser en deux périodes bien distinctes :

1° Ceux appartenant au trois grandes poussées épidémiques ;

2° Ceux des périodes intercalaires.

Pendant la première épidémie (1875, 1876, 1877), le nombre total des décès est de 494.

Pendant la deuxième épidémie (1880-1881), le nombre total des décès est de 697.

Pendant la troisième épidémie (1883-1884), le nombre total des décès est de 356, soit pour les cinq années une moyenne annuelle de 809 décès.

Dans les périodes ordinaires (1878, 1879, 1882), le nombre total des décès pour ces trois années a été de 99, soit une moyenne de 33 par an.

Après la création du service, ces chiffres ont été complètement modifiés. Ces modifications se traduisent par les résultats suivants :

I. La mortalité des périodes ordinaires (1885, 1886, 1887) s'est abaissée à une moyenne annuelle de 8 décès au lieu de 33.

II. Il s'est produit une chute brusque de 809 décès à 8 ; cette chute ne s'était jamais produite.

III. La durée de cette période intercalaire a été considérablement augmentée : au lieu de deux ans, elle atteint près de quatre ans.

IV. La durée de l'épidémie nouvelle a été sérieusement écourtée : au lieu de se répartir sur deux ou trois années, elle a été d'environ un an, dont une accalmie de deux mois.

V. Le nombre des décès a été de 56 en 1888. Selon toutes probabilités, il atteindra à peu près le même chiffre en 1889.

Ce chiffre de 56 décès qu'on aurait voulu ailleurs retourner contre le service vaccinal est au contraire celui qui plaide le plus éloquemment en sa faveur. On voit en effet combien il s'éloigne de la mortalité moyenne des épidémies précédentes (809) et combien il se rapproche de l'ancien chiffre des périodes extra-épidémiques (33).

Ainsi donc, réduction de la mortalité épidémique de 809 à 56 et de la mortalité ordinaire de 33 à 8, tels sont les deux résultats exacts qui ont suivi la création du service.

En terminant, ajoutons, au point de vue financier, que le service vaccinal figure au budget de la ville pour une somme 7,000 francs, dont 2,000 sont payés par le département, et nous en aurons fini avec l'histoire de cet Institut.

XI. — Préfecture des Basses-Pyrénées. — Arrêté du 13 juillet 1812 PORTANT ORGANISATION DU SERVICE DE LA VACCINE DANS CE DÉPARTEMENT.

Le Préfet des Basses-Pyrénées [1]

Vu les instructions de S. Exc. le Ministre de l'intérieur,

Vu l'arrêté de notre prédécesseur du 1er fructidor an xii portant établissement d'un comité central de vaccine au chef-lieu du département et d'un

[1] Nous donnons ici cet arrêt fort curieux pour l'époque (1812) où il a paru et dans lequel se trouvent affirmée une partie des principes dont nous réclamons aujourd'hui l'application pour obtenir la suppression de la variole : nécessité des vaccinations, isolement des malades, déclaration obligatoire.

comité particulier par chacun des arrondissements de Bayonne, Mauléon, Orthez et Oloron;

Vu les délibérations de ces comités et les diverses dispositions qu'ils ont arrêtées et proposées;

Vu les rapports que nous ont faits MM. les sous-préfets et les maires, lesquels constatent que pendant le cours de 1811 la petite vérole s'est manifestée sur plusieurs points du département, et que l'on y a compté quelques victimes de cette affreuse maladie;

Considérant que douze ans d'observations et des expériences sans nombre, répétées dans tous les États de l'Europe, ayant porté jusqu'à l'évidence les preuves de l'efficacité de la vaccine comme préservatif de la petite vérole, il n'est plus permis de tolérer l'ignorance, les préjugés, la mauvaise foi et même l'insouciance qui s'opposent encore à l'adoption et au succès de cette précieuse découverte; qu'il est du devoir de l'Administration de faire cesser les obstacles qui jusqu'ici ont repoussé de quelques communes du département l'utile pratique de la vaccination;

Considérant que l'extinction de la petite vérole est un objet qui, par sa haute importance, réclame le concours du zèle et des soins de tous les fonctionnaires publics, comme de tous les bons citoyens, mais plus particulièrement encore de ceux qui exercent l'art de guérir;

Considérant qu'il est nécessaire d'assurer par des mesures générales la propagation de la vaccine et qu'il n'importe pas moins de prescrire les précautions à prendre dans le cas où le fléau de la petite vérole menacerait de ses ravages quelques parties du territoire du département;

Considérant, enfin, que, pour régulariser ces mesures et en garantir le succès, il est indispensable que l'Administration connaisse toujours les résultats réels des vaccinations, que ce n'est qu'autant qu'elle en sera informée avec exactitude qu'elle pourra recommander à la bienveillance du Gouvernement et signaler à la reconnaissance publique les fonctionnaires et spécialement MM. les médecins et chirurgiens qui auront le plus puissamment contribué à propager la vaccine dans les Basses-Pyrénées, afin d'obtenir pour ceux qui les auront méritées les récompenses accordées par la munificence de Sa Majesté Impériale,

Arrêtons :

§ I*. *Comités de vaccine, inspecteurs et commissaires vaccinateurs.*

ARTICLE PREMIER. Le Comité central formé au chef-lieu du département pour la propagation de la vaccine est maintenu.

Il sera présidé par nous et, en notre absence, par l'auditeur, sous-préfet du 1" arrondissement; à défaut de celui-ci, par le plus ancien des membres, suivant l'ordre du tableau.

Il se réunira chaque fois que le président le jugera nécessaire.

ART. 2. Sont pareillement maintenus les comités établis dans les autres arrondissements, lesquels seront présidés par les sous-préfets et, à leur défaut, par ceux des membres que les comités désigneront.

Ces comités correspondront avec le Comité central. Ils se réuniront tous les mois et plus souvent si les circonstances l'exigent.

Art. 3. Il y aura dans chaque arrondissement un inspecteur de la vaccination, lequel sera nommé par nous sur la présentation de trois candidats qui nous sera faite, savoir : pour le 1er arrondissement par le comité central, et, pour les autres arrondissements, par leurs comités respectifs.

Cet inspecteur sera chargé :

1° De suivre et d'activer le service de la vaccine dans l'arrondissement ;

2° De conserver constamment du fluide-vaccin, d'en distribuer aux commissaires vaccinateurs qui en manqueraient et d'en expédier à tous les hommes de l'art qui en demanderont ;

3° De correspondre avec les commissaires vaccinateurs ;

4° De rendre compte, tous les mois, au comité de l'arrondissement, de l'état des opérations de la vaccination, de leurs progrès ou de leurs lenteurs dans les divers cantons et des obstacles qu'elles pourraient rencontrer ;

5° De se transporter dans les lieux où sa présence serait jugée nécessaire.

Les fonctions d'inspecteur seront incompatibles avec celles de commissaire vaccinateur.

Art. 4. Il sera nommé par MM. les sous-préfets, sur la présentation des différents comités, un commissaire-vaccinateur pour chacun des cantons de leur arrondissement.

Ces commissaires sont chargés des vaccinations à faire dans leurs cantons, d'en suivre le progrès et d'en constater le résultat. Ils surveilleront aussi l'exécution de celles qu'ils feraient faire par d'autres.

§ II. *Formation et envoi des listes des individus à vacciner.*

Art. 5. Dès la réception du présent arrêté les maires se livreront aux recherches nécessaires pour reconnaître quels sont les individus de leurs communes au-dessous de douze ans qui n'ont pas eu la petite vérole ; à cet effet ils feront d'abord un relevé de tous ces enfants, à la vue des actes de naissances et du tableau de la population de la commune, et prendront des renseignements positifs pour s'assurer de leur position à cet égard.

Ils formeront ensuite, et remettront au commissaire-vaccinateur du canton, d'ici au 31 juillet courant, un état en double, conforme au modèle ci-joint, de tous les individus qui n'ont pas eu la petite vérole et qui n'ont pas été vaccinés, en y comprenant particulièrement tous les enfants vivants qui sont nés depuis le 1er janvier 1809, jusqu'au 1er dudit mois de juillet courant, sauf à noter dans la colonne des observations ceux de ces enfants qui auraient été vaccinés.

Art. 6. A l'avenir, les maires fourniront, tous les trois mois, au commissaire vaccinateur du canton un semblable état comprenant les enfants nés dans la commune ou qui y auraient été placés pendant le trimestre précédent ; le premier état leur sera remis dans les dix premiers jours du mois d'octobre prochain, et ainsi successivement.

Art. 7. Si quelques maires négligeaient de faire, dans les délais fixés, l'envoi des états prescrits par les articles précédents, le commissaire vaccinateur les réclamera d'eux; en cas de nouveau retard, il en informera le sous-préfet qui leur rappellera l'obligation qui leur est imposée à cet égard, et, faute par eux d'y satisfaire, il pourra envoyer dans leurs communes un commissaire spécial, à leurs frais, pour recueillir les renseignements demandés.

Art. 8. Les commissaires vaccinateurs transmettront à l'inspecteur de l'arrondissement, les doubles des états susmentionnés, à mesure qu'ils les recevront, pour en être par lui fait rapport au comité, et par celui-ci au Comité central.

§ III. *Vaccination, formation et envoi des états des individus vaccinés.*

Art. 9. Les vaccinations à faire commenceront aussitôt que les commissaires vaccinateurs auront reçu les premiers états des individus à vacciner.

Art. 10. Les commissaires vaccinateurs se concerteront avec le maire de chaque commune pour les opérations de la vaccination et le choix des moyens les plus propres à en assurer le service ; les maires indiqueront un local convenable pour ces opérations.

Art. 11. Les commissaires vaccinateurs préviendront à l'avance les maires du jour où ils devront se rendre dans les communes pour la vaccination; de leur côté les maires des communes rurales en feront prévenir les familles à domicile, en les invitant à conduire les enfants à vacciner dans le lieu qui aura été désigné. Dans les villes cet avertissement pourra être donné par voie d'affiches et de publication.

MM. les curés et desservants sont invités à annoncer au prône des messes paroissiales, d'après l'avis qui leur sera donné par les maires, le jour et le lieu où les vaccinations devront être faites, de présenter dans leurs instructions aux pères et mères tous les avantages de la vaccine et de les engager à soumettre leurs enfants à cet heureux préservatif.

Art. 12. Les commissaires vaccinateurs auront soin de se transporter au domicile des personnes auxquelles des circonstances particulières ne permettraient pas de mener les enfants qui devront être vaccinés au lieu indiqué pour les vaccinations générales.

Les vaccinations seront faites autant que possible de bras à bras.

Art. 13. Il sera fait par les commissaires vaccinateurs une seconde tournée le neuvième ou le dixième jour afin de s'assurer du résultat de la vaccination, et de la renouveler s'il y a lieu. A cet effet, en faisant l'opération ils recommanderont aux familles intéressées de représenter les sujets vaccinés le jour qu'ils désigneront pour cette seconde visite.

Art. 14. Lorsque les commissaires vaccinateurs se transporteront dans les communes, ils s'informeront s'il n'y a point d'autres individus que ceux portés dans les états à eux remis, qui n'aient pas eu la petite vérole et qui n'aient pas été vaccinés. Ils prendront les noms de ceux qu'ils découvriront et en informeront le maire pour les appeler à profiter du bienfait de la vaccine.

Art. 15. Les vaccinations pratiquées par les commissaires vaccinateurs seront faites gratuitement.

Art. 16. Tous les médecins, chirurgiens et officiers de santé sont invités à vacciner concurremment avec les commissaires vaccinateurs, et à correspondre avec l'inspecteur de vaccination de l'arrondissement, pour lui faire connaître les vaccinations qu'ils auront faites et leur résultat.

Les sœurs de la charité et toutes celles appartenant à des congrégations hospitalières, ainsi que les sages-femmes légalement reçues, sont autorisées à vacciner.

Art. 17. Les commissaires vaccinateurs formeront un tableau pour chaque commune des vaccinations qui seront faites; ce tableau contiendra le nom et l'âge des individus vaccinés, la date de la vaccination et, dans la colonne des observations, la marche régulière ou irrégulière de la vaccine, les diverses observations auxquelles elle aura donné lieu dans son cours, en fin et à terminaison, et l'état où elle aura laissé l'individu vacciné.

Ce tableau sera adressé, tous les mois, à l'inspecteur de vaccination de l'arrondissement, qui en fera rapport au comité, lequel le transmettra avec ses observations au comité central.

§ IV. *Vaccination des enfants admis dans les hospices et autres établissements publics ou qui en reçoivent des secours.*

Art. 18. Les commissions administratives des hospices veilleront avec le plus grand soin à ce que les enfants et tous autres individus qui y sont admis soient vaccinés s'ils ne l'ont déjà été ou s'ils n'ont eu la petite vérole.

À l'avenir tous ceux qui y seront admis seront vaccinés au plus tard dans les trois mois de leur entrée.

Ces vaccinations seront faites par les médecins, chirurgiens ou officiers de santé attachés aux hospices, et à leur défaut, par le commissaire vaccinateur du canton sur la demande qui lui en sera faite par la commission administrative.

Il sera tenu dans chaque hospice un registre coté et parafé par le président de la commission administrative, et sur lequel l'officier de santé vaccinateur inscrira :

1° Le jour où les vaccinations auront été faites;

2° Les noms et prénoms des individus vaccinés;

3° Leur domicile;

4° Les observations auxquelles la marche de la vaccine aura donné lieu. Elles seront portées dans une colonne particulière.

Ce registre sera vérifié et arrêté par le sous-préfet à l'expiration de chaque trimestre.

Art. 19. Il est fait défense aux trésoriers des hospices de payer les mois de nourrice, qu'autant qu'on leur aura présenté un certificat constatant que l'enfant a été vacciné, ou que l'officier de santé a jugé convenable de différer la vaccination pour conserver la faculté de transmettre le virus-vaccin de bras à bras.

Art. 20. Les médecins, chirurgiens ou officiers de santé faisant le service du dépôt de mendicité et des différentes prisons établies [dans le département demeurent expressément chargés d'y vacciner les individus détenus qui ne l'auraient pas été ou qui n'auraient pas eu la petite vérole ; les commissaires chargés de la police de ces établissements surveilleront particulièrement l'exécution de cette disposition.

Art. 21. Aucun élève ne pourra être reçu au lycée, dans les collèges, séminaires et dans les pensionnats des deux sexes, qu'après avoir justifié qu'il a eu la petite vérole ou qu'il a été vacciné.

Ceux qui s'y trouvent actuellement devront en produire la preuve dans le délai d'un mois ; à cet effet, les chefs de ces établissements en préviendront leurs parents, à défaut par ceux-ci d'en justifier, et en cas d'opposition de leur part à la vaccination de leurs enfants, il en sera rendu compte par les chefs des établissements à MM. les sous-préfets, pour être pris par nous, sur la proposition de ces derniers, telles mesures préservatrices qu'il appartiendra.

Les maires demeurent expressément chargés de donner connaissance de ces dispositions aux chefs desdits établissements.

Art. 22. Les médecins, chirurgiens et officiers de santé qui auront vacciné dans les établissements publics ci-dessus désignés, feront connaître à l'inspecteur de l'arrondissement les vaccinations qu'ils auront faites et leurs résultats.

Art. 23. Il est expressément défendu aux instituteurs et institutrices des écoles primaires de recevoir aucun enfant s'il n'a déjà eu la petite vérole ou s'il n'a déjà été vacciné.

Les instituteurs et institutrices préviendront aussi, sur-le-champ, les parents des enfants qui fréquentent actuellement leurs écoles, que s'ils ne produisent dans le mois la preuve de leur vaccination, leurs enfants seront renvoyés.

Les instituteurs qui ne se conformeraient pas à ces dispositions seront suspendus de leurs fonctions par le sous-préfet.

Les maires leur donneront, sans délai, connaissance des obligations qui leur sont imposées ; ils les appelleront dans cet objet à la mairie, et exerceront la plus grande surveillance à cet égard. Ils en rendront compte au sous-préfet.

Art. 24. Il ne pourra être accordé par les bureaux de bienfaisance aucun secours à domicile aux pères et mères de famille qui n'auraient pas fait vacciner leurs enfants, s'ils n'ont eu la petite vérole ; ces comités en exigeront également la preuve.

Art. 25. Tout employé, préposé ou autre individu recevant un traitement ou salaire payé sur les revenus communaux, sera assujetti à faire la même justification pour ses enfants dans le délai d'un mois ; faute de ce, son payement sera suspendu.

Art. 26. Les maires ne pourront délivrer aux ouvriers et apprentis au-dessous de l'âge de 15 ans, travaillant dans les manufactures et ateliers, les livrets dont ils doivent se munir d'après les règlements, ni les viser lorsqu'ils voudront quitter la commune, qu'autant qu'ils justifieront avoir eu la petite vérole ou avoir été vaccinés; ceux, qui étant au-dessus dudit âge seraient mariés, devront pareillement en justifier pour leurs enfants.

Les sous-préfets se feront rendre compte exactement de l'exécution de cette disposition.

§ V. *Mesures à prendre en cas de manifestation de la petite vérole.*

ART. 27. Au moment où la petite vérole se manifestera dans une famille ou dans un atelier, le père de famille, le chef de l'atelier, ou la personne qui le représentera, sera tenu d'en faire sa déclaration au maire de la commune ou à son adjoint.

La même obligation est imposée aux chefs d'établissements publics, aux instituteurs et institutrices et aux directeurs des pensionnats pour les deux sexes dans le cas où quelqu'une des personnes attachées à ces établissements ou un des élèves seraient atteints de la petite vérole.

Les contraventions à ces dispositions seront punies des peines attachées à l'infraction des règlements de police.

ART. 28. Aussitôt que les maires seront avertis soit par la déclaration ci-dessus prescrite, soit par toute autre voie, que la petite vérole s'est manifestée dans la commune, ils en informeront, par un exprès, le sous-préfet et le commissaire vaccinateur du canton. Ils prendront en même temps les mesures qu'ils jugeront convenables pour empêcher la communication de la maladie, et se concerteront à cet effet avec l'officier de santé qui soignera le malade.

Le commissaire vaccinateur, sur l'avis qu'il aura reçu, se rendra dans la commune pour concourir au succès des précautions qui seront adoptées, et pour y vacciner les individus qui ne l'auraient pas été et qui n'auraient pas eu la variole, en commençant par ceux de la maison où existerait la maladie.

Le sous-préfet, de son côté, chargera l'inspecteur de vaccination de l'arrondissement de s'y transporter, et, sur son rapport, il nous rendra compte des faits et des circonstances qui auront eu lieu, en nous faisant connaître particulièrement si la déclaration prescrite par l'article 27 a été faite au maire, afin que nous puissions, selon la conduite qu'aura tenue la famille atteinte, la déclarer responsable des frais de transport du commissaire vaccinateur et de l'inspecteur.

ART. 29. Tout individu atteint de la petite vérole demeurera consigné dans sa maison pendant sa maladie et ne pourra en sortir que huit jours après la chute des dernières croûtes varioliques. Le maire défendra à la famille de permettre qu'il sorte avant cette époque. Il pourra, d'ailleurs, s'il le juge nécessaire, placer une sentinelle de la garde nationale à la porte de la maison, et aux frais du chef de ladite famille.

ART. 30. Tout individu qui serait trouvé hors de son domicile dans les rues ou autres lieux publics et ayant encore des marques récentes de la petite vérole, sera arrêté par mesure de police, et conduit dans l'hospice le plus voisin, s'il n'est qu'à la distance d'une lieue, pour y être nourri aux frais de sa famille, jusqu'au moment où sa situation ne présentera plus de danger pour la communication de la variole. Si l'hospice est à une plus grande distance, il sera ramené dans sa maison, et il y sera placé une sentinelle aux frais de la famille.

Art. 31. Les maires seront tenus d'envoyer aux sous-préfets, pour nous être transmis des états certifiés, des noms, prénoms, âges et domicile de tous les individus de leurs communes qui seront atteints de la petite vérole; ils y feront mention du résultat de la maladie pour chaque personne.

Art. 32. Il est expressément défendu d'opérer l'inoculation du virus variolique dans l'intérieur des villes, bourgs ou villages; elle ne pourra être faite qu'à la campagne et dans les habitations isolées. Les parents seront tenus d'en faire préalablement la déclaration au maire de la commune de leur domicile et de celle où les enfants seraient transportés, et dans ce cas, le maire de la dernière commune procédera de la manière prescrite par les articles 28 et 29 et fera exécuter, s'il y a lieu, les dispositions de l'article 30.

Art. 33. Il sera accordé, par l'Administration, des indemnités aux inspecteurs de vaccination et aux commissaires vaccinateurs; elles seront réglées par un arrêté particulier.

Art. 34. Il sera, de plus, distribué par nous, chaque année, cinq médailles en argent, savoir : l'une à celui des inspecteurs et les quatre autres à ceux des commissaires vaccinateurs qui auront le plus puissamment concouru à l'extinction du germe variolique, et que le comité central jugera les plus dignes de la reconnaissance publique.

Art. 35. Les résultats obtenus dans chaque arrondissement seront mis sous les yeux de S. Exc. le Ministre de l'intérieur dans le mois de janvier de chaque année, avec les noms des fonctionnaires publics, des ecclésiastiques, des médecins, chirurgiens et officiers de santé dont le zèle se sera fait le plus distinguer.

Art. 36. Le présent arrêté sera imprimé et adressé aux sous-préfets et aux maires qui sont expressément chargés, chacun en ce qui le concerne, de tenir la main à son exécution; les maires le feront publier dans leurs communes pendant trois dimanches consécutifs, à l'issue des messes paroissiales.

Des exemplaires en seront pareillement adressés à MM. les curés et desservants qui sont invités à en faire lecture au prône, conformément à la lettre pastorale de Mgr l'Évêque du diocèse, du 8 thermidor an XII.

Il sera transmis aux administrateurs et trésoriers des hospices, aux inspecteurs de vaccination et aux commissaires vaccinateurs.

Ils sont tous invités, au nom de l'humanité et de ses plus chers intérêts, à concourir de tous les moyens à la propagation de la vaccine et à l'extinction d'un fléau qui a si longtemps affligé l'espèce humaine.

Une expédition du présent sera aussi adressée à S. Exc. le Ministre de l'intérieur.

Pau, le 13 juillet 1812.

Signé Et. de Vaussay.

DOCUMENTS ANNEXES

SUR

LA VACCINE.

II.

ÉTRANGER.

Voici, d'après les documents qui nous sont parvenus, l'état de la législation des différents pays à l'égard de la vaccine, suivant que la vaccination et la revaccination y sont ou non obligatoires :

La vaccination est obligatoire légalement : en Bavière (1806), en Suède (1016), dans le Wurtemberg (1818), en Écosse (1864), en Angleterre (1867-1871), en Irlande (1868), dans quelques cantons de la Suisse (1868), en Allemagne (1874).

Dans tous les autres pays, elle n'est soumise qu'à une réglementation particulière plus ou moins rigoureuse, plus ou moins surveillée. Il importe d'ailleurs de remarquer qu'à part l'Allemagne et surtout la Bavière, et jusqu'à un certain point la Suède, la vaccination obligatoire est loin d'être, en général, réalisée suivant les prescriptions de la loi.

ALLEMAGNE.

En Allemagne, il y a :

1° Le texte de la loi d'Empire du 8 avril 1874 relative à l'obligation de la vaccine;

2° Le texte de la loi prussienne du 12 avril 1875 réglant l'application dans le royaume de Prusse de la loi précédente.

Vaccination obligatoire en Bavière depuis 1807.

Vaccination obligatoire dans l'armée prussienne depuis 1834.

Vaccination et revaccination obligatoires en Allemagne depuis le 8 avril 1874.

Époque de la vaccination : avant deux ans révolus.

Époque de la revaccination : dans l'année où l'on atteint douze ans.

Les autorités fournissent la liste des enfants à vacciner; les chefs d'institution celle des enfants à revacciner.

Pénalité de 20 marcs au maximum pour les parents qui ne peuvent fournir le certificat que l'enfant a été vacciné; de 50 marcs ou 3 jours de prison pour les parents qui se refusent à faire vacciner malgré avertissement; de 100 marcs ou 3 jours de prison pour le maître ou médecin qui n'obéit pas aux prescriptions; de 150 marcs ou 14 jours de prison pour vaccination par personne non qualifiée; de 500 marcs ou 3 mois de prison pour fautes dans la vaccination.

Chiffre des vaccinations :

		RÉFRACTAIRES.
1882	1,195,910	2.52 p. o/o.
1883	1,227,918	2.3
1884	1,210,279	2.36
1885	1,229,909	2.32

Chiffre des revaccinations :

1882	1,024,720	1.47
1883	930,732	1.42
1884	1,065,594	1.32
1885	1,096,354	1.19

En Allemagne les sommes consacrées à assurer la vaccination et la revaccination sont inscrites au budget du ministère prussien de l'instruction publique et des affaires médicales sous la rubrique : rémunération des médecins vaccinateurs; prix pour la vaccination; subvention aux instituts de vaccine : 26.875 thalers (25,400 francs).

Loi impériale du 8 avril 1874 sur la vaccination.

§ 1. Doivent être soumis à la vaccination : 1° tout enfant ayant moins de deux ans, à moins que, d'après le témoignage du médecin (§ 10), il n'ait eu la variole; 2° tout élève d'une école publique ou privée (à l'exception des classes du dimanche et du soir), dans sa treizième année, à moins que, d'après une attestation médicale, il n'ait eu, dans les cinq dernières années, la variole, ou qu'il n'ait été vacciné avec succès dans ce même espace de temps.

§ 2. Tout justiciable de la vaccination (§ 1), mais qui ne peut l'être, d'après le témoignage d'un médecin, sans danger pour sa vie ou pour sa santé, doit se faire vacciner, un an au plus tard après que le danger signalé a disparu. Le vaccinateur attitré (§ 6) doit décider, en dernière analyse, la question de savoir, dans les cas douteux, si ce danger existe encore.

§ 3. Si, au jugement du médecin (§ 5), une vaccination est restée infructueuse, elle doit être renouvelée l'année d'après et, si l'opération est encore infructueuse, la troisième année après. L'autorité compétente peut ordonner que la dernière tentative de vaccination soit faite par le médecin vaccinateur lui-même (§ 6).

§ 4. Si, sans motif légal (§ 1 et 2), la vaccination n'a pas été opérée, il faudra la répéter dans un délai à déterminer par l'autorité compétente.

§ 5. Tout enfant vacciné doit être représenté au médecin vaccinateur au plus tôt au sixième jour et au plus tard le huitième jour après la vaccination.

§ 6. Dans chaque État confédéré, on formera des districts de vaccination, à la tête de chacun desquels sera placé un médecin vaccinateur. Celui-ci pratique des vaccinations gratuites pour les habitants de son district, tous les ans, du 1er mai à la fin de septembre, dans les localités et aux dates annoncées préalablement. Les localités où l'on vaccinera et où les individus vaccinés devront se présenter au médecin (§ 5) doivent être choisies de telle sorte qu'aucun endroit du district ne soit éloigné de plus de 5 kilomètres du lieu de vaccination le plus proche.

§ 7. Pour chaque district de vaccination, avant l'ouverture des opérations, l'autorité compétente rédigera une liste des enfants devant être vaccinés d'après le paragraphe 1, n° 1. Quant aux enfants à vacciner en vertu du paragraphe 1, n° 2, la liste devra en être préparée par les chefs des établissements mentionnés. Les médecins vaccinateurs mettent en note, sur ces listes, si la vaccination a été faite avec ou sans succès, et si, et pourquoi, elle n'a pas été pratiquée ou a été différée. A la fin de l'année, les listes doivent être remises à l'autorité compétente. La disposition des listes est fixée par le Conseil fédéral.

§ 8. En dehors des médecins vaccinateurs, les médecins sont seuls autorisés à pratiquer des vaccinations. Ils doivent, avant la fin de l'année, rédiger les listes des enfants qu'ils ont vaccinés, dans la forme prescrite au paragraphe 7, et remettre ces listes, à la fin de l'année, à l'autorité compétente.

§ 9. Les gouverneurs des États doivent, sur l'ordre formel du Conseil fédéral, faire en sorte qu'on établisse dans leur ressort un nombre convenable d'Instituts de vaccine, pour produire et cultiver le vaccin. Ces Instituts de vaccine donnent gratuitement aux vaccinateurs publics le vaccin qu'ils ont obtenu, et ils doivent consigner sur des registres la provenance et la livraison du vaccin.

Les vaccinateurs attitrés par l'État sont tenus de remettre aux autres médecins, gratuitement, quand ils le leur demandent, autant de vaccin qu'ils peuvent en donner sans s'en priver eux-mêmes.

§ 10. Le médecin doit remettre un certificat pour chaque vaccination, en indiquant l'effet qu'elle a produit (§ 5). Ce certificat donnera les nom et prénoms de l'enfant vacciné, la date de sa naissance; il déclarera que la vaccination a été faite conformément aux prescriptions de la loi, ou que la vaccination doit être renouvelée l'année d'après.

Dans les certificats qui constatent par écrit l'exemption totale ou provisoire de la vaccination obligatoire (§ 1 et 2), il est spécifié, avec la mention de la personne indiquée, pour quel motif et pour combien de temps la vaccination doit être ajournée.

§ 11. Le Conseil fédéral détermine la formule à adopter pour les certificats exigés par le paragraphe 10. La première délivrance des certificats doit être faite gratuitement, sans droit de timbre ni taxe quelconque.

§ 12. Les parents, pères nourriciers et tuteurs sont tenus, quand l'autorité le réclame, à prouver, au moyen des certificats prescrits (§ 10), que la vaccination de leurs enfants ou pupilles a eu lieu ou a été ajournée pour un motif légal.

§ 13. Les directeurs des écoles, dont les élèves sont soumis à la vaccination obligatoire (§ 1, n° 2), doivent, quand ils reçoivent des élèves, constater, par les certificats qu'ils réclament, si la vaccination légale a été faite. Ils doivent faire en sorte que les élèves qui, pendant leurs études, sont devenus «astreints à la vaccination obligatoire» (§ 1, n° 2), se soumettent à cette opération. Si une vaccination a été omise, sans motif légal, ils doivent la faire renouveler. Ils doivent, quatre semaines avant la fin de l'année scolaire, remettre à l'autorité compétente la liste des élèves qui ne peuvent attester par écrit qu'ils ont été vaccinés.

§ 14. Les parents, pères nourriciers et tuteurs qui omettent de fournir la preuve réclamée par le paragraphe 12 sont punis d'une amende de 20 marcs au plus. Les parents, pères nourriciers et tuteurs dont les enfants ou pupilles n'ont pas subi, malgré l'invitation officielle, et cela sans motif légal, la vaccination ou la comparution qui doit la suivre (§ 5), sont passibles d'une amende pouvant s'élever jusqu'à 50 marcs, ou d'un emprisonnement de trois jours au plus.

§ 15. Les médecins et directeurs d'écoles qui ne se soumettent pas aux obligations qui leur incombent en vertu du paragraphe 8, alinéa 2, et des paragraphes 7 et 13, sont passibles d'une amende pouvant s'élever à 100 marcs.

§ 16. Quiconque procède à des vaccinations sans y être autorisé (§ 8) est passible d'une amende de 150 marcs au plus, ou d'un emprisonnement de 14 jours au plus.

§ 17. Quiconque procède avec négligence dans la pratique d'une vaccination est passible d'une amende de 500 marcs au plus, ou d'une détention de trois mois au plus, en tant que le Code pénal ne prévoit aucune peine encore plus rigoureuse.

§ 18. Les prescriptions de la présente loi entreront en vigueur le 1ᵉʳ avril 1875.

Les différents États de la Confédération prendront les mesures nécessaires pour l'exécution de la loi.

Les prescriptions qui existent dans les différents États de la Confédération, relativement aux vaccinations obligatoires, lors de l'explosion d'une épidémie de variole, ne sont pas modifiées par la présente loi.

Supplément : loi prussienne du 12 avril 1875
concernant l'exécution de la loi impériale sur la vaccination.

§ 1. Les cercles et, dans les terres de Hohenzollern, les unions de bailliages doivent établir des Instituts de vaccine, nommer les médecins vaccinateurs et supporter les frais qui résultent de l'exécution de la loi sur la vaccination du 8 avril 1874, à l'exception, toutefois, des frais nécessités pour l'établissement et l'entretien des Instituts de vaccine (§ 9 de la loi du 8 avril 1874).

§ 2. Parmi les frais à supporter par les cercles ou unions de bailliages, sont compris la rémunération des médecins vaccinateurs, les frais de bureaux nécessaires, ainsi que les dépenses pour l'impression des listes, certificats et déclarations exigées.

Par contre, les cercles et unions de bailliages peuvent percevoir des droits pour certificats délivrés dans les séances de vaccination, à moins que ces frais ne soient supprimés, conformément au paragraphe 11 de la loi impériale sur la variole.

D'ailleurs, tous les certificats de vaccination sont affranchis du timbre.

De plus, les localités dans le district desquelles doivent se tenir les sessions publiques de vaccination (§ 6 de la loi du 8 avril 1874) tiendront à cet effet un local approprié et fourniront aux médecins vaccinateurs les employés dont l'adjonction est nécessaire.

§ 3. Les prescriptions qui précèdent sont aussi applicables aux vaccinations obligatoires exigées lors de l'explosion d'une épidémie de variole (§ 18, al. 3 de la loi du 8 avril 1874).

§ 4. Les ministres des affaires médicales et de l'intérieur sont chargés de l'exécution de la loi du 8 avril 1874, dans toute l'étendue de la monarchie, ainsi que de l'exécution de la présente loi.

ANGLETERRE.

Vaccination obligatoire depuis 1867 (12 août).

L'enfant doit être vacciné dans les trois mois qui suivent la naissance ou au premier passage du médecin vaccinateur.

Si la vaccination ne réussit pas il faudra la renouveler deux fois avant de délivrer un certificat.

Les parents sont responsables et sont passibles d'une amende de 20 schillings.

En 1883 il a été pratiqué 762,080 vaccinations pour 890,780 naissances.

La proportion des non vaccinés a été de 5 p. o/o.

En 1884, il y a eu 764,975 vaccinés avec succès sur 906,581 nouveau-nés. Il y a eu 5.5 p. o/o de non vaccinés.

Acte pour renforcer et amender les lois relatives à la vaccination.
(12 août 1867.)

Comme il est urgent de renforcer et amender les statuts relatifs à la vaccination en Angleterre, la Reine, notre très gracieuse Majesté, après avoir pris conseil des Lords et des Communes réunis en assemblée parlementaire et d'après leur autorité, ordonne ce qui suit :

1. A partir de la mise en vigueur du présent acte, les statuts des 3° et 4° années du règne de Sa Majesté, chapitre xxix; ceux des 4° et 5° années du même règne, chapitre xxvii; ceux des 16° et 17° années du même règne, chapitre c; la 7° section des statuts des 21° et 22° années du même règne, chapitre xxv; la 2° section des statuts des 21° et 22° années du même règne, chapitre xxxvi et la 25° année du même chapitre lix, seront rapportés.

Excepté en ce qui concerne les divisions et districts de paroisses précédemment déterminés, tous les contrats en vigueur d'après les statuts ci-dessus et tous les actes et opérations déjà en cours et non encore terminés, excepté aussi en ce qui concerne les pénalités et responsabilités indiquées par lesdits statuts et qui resteront en vigueur comme si ces statuts n'avaient pas été rapportés, à moins toutefois qu'ils ne soient en désaccord avec les indications ci-incluses.

2. Les autorités de chaque union ou paroisse, quand ladite union ou paroisse n'aura pas été divisée en districts de vaccination, devront — à moins que ladite paroisse ne soit d'une superficie telle qu'il n'y n'ait pas lieu à subdivision, auquel cas ladite paroisse sera considérée comme un district de vaccination dans le sens ci-indiqué — partager la commune qu'ils administrent en subdivisions permettant la vaccination. Lorsque le Comité de la loi des pauvres exigera des modifications dans les subdivisions, les autorités communales devront faire immédiatement ce travail et soumettre leurs propositions à l'approbation du Comité de la loi des pauvres, qui devra faire ses observations relativement audit projet. De même les autorités communales, après approbation du Comité, pourront de temps à autre modifier les districts précédemment formés.

3. Dans le cas où le Comité désapprouverait ces propositions, les autorités devront immédiatement préparer un autre projet et le soumettre à l'approbation du Comité, et ainsi toutes les fois qu'il sera nécessaire jusqu'à ce que leurs propositions soient acceptées. Aussitôt après l'approbation du Comité les autorités s'entendront avec un médecin approuvé sur la mise en œuvre de la vaccination de tous les habitants du district; ce médecin devra être appelé le vaccinateur public du district. Lorsque des modifications seront apportées par les autorités dans les contrats avec ledit médecin, on devra les soumettre à l'approbation du Comité de la loi des pauvres.

4. Personne ne pourra être nommé vaccinateur public, ou agir comme son représentant sans être en possession des titres prescrits par le Conseil de Sa Majesté, à moins que ledit Conseil ne reconnaisse qu'il y ait lieu de faire exception à leur prescription. Tous les règlements imposés par ledit Conseil ou modifications à ces règlements qu'ils sont autorisés à faire pour assurer le fonctionnement de la vaccination et la fourniture de la lymphe vaccinale par le vaccinateur public, de même tous les règlements relatifs à la prévention des maladies et surtout de la variole seront strictement observés par les différentes personnes intéressées. Le Conseil devra de temps à autre faire des enquêtes relativement à l'observation des règlements et à l'exécution du présent acte, toutes les fois que cela sera jugé nécessaire. De plus, le Conseil devra donner des indications au Parlement sur la subvention nécessaire à la propagation de la vaccine dans tout le pays ou autrement dit à l'approvisionnement en lymphe vaccinale.

5. Sur les rapports faits au Conseil de la Reine concernant le nombre et la qualité des vaccinations opérées dans les différents districts de vaccine de l'Angleterre, ledit Conseil, en dehors des fonds fournis par le Parlement et avec l'approbation des commissaires du Trésor, sera autorisé à subventionner des vaccinateurs publics en supplément des payements reçus par les autorités communales. De plus, des payements complémentaires ne dépassant pas dans tous les cas un shilling par chaque enfant vacciné avec succès seront faits au vaccinateur comme gratification du Conseil de la Reine.

6. Chaque contrat passé avec un vaccinateur ne spécifiera le payement qu'en cas de succès seulement; le taux de ces honoraires pour les premières vaccinations ne sera pas inférieur à ceux ci-dessous, c'est-à-dire que pour une telle vaccination faite à un endroit déterminé dans un rayon d'un mille de la rési-

dence du vaccinateur ou à la maison communale, on payera au maximum 1 shilling 6 pence pour toute vaccination faite à un endroit situé au delà de 1 mille et à moins de 2 milles de sa résidence pas moins de 2 shillings ; pour une vaccination opérée dans un endroit situé au delà de 2 milles de sa résidence on ne payera pas moins de 3 shillings. Ces distances seront mesurées d'après la route carrossable la plus rapprochée ; mais en cas de vaccinations avec succès accomplies autrement que dans les conditions susindiquées, le payement sera effectué suivant les termes du contract approuvé par le Comité des pauvres.

7. Les autorités communales devront, avec le consentement du Comité des pauvres, faire des stipulations et conditions dans leurs contrats pour assurer la vaccination des personnes, l'observation des prescriptions de cet acte au sujet de la remise des certificats de vaccine avec succès et l'accomplissement des autres prescriptions de cet acte de la part du vaccinateur. Ils devront de plus désigner toutes les localités où le vaccinateur devra pratiquer en dehors de l'infirmerie et de sa résidence.

8. Les clauses stipulées dans les contrats passés avant le présent acte ne s'appliqueront plus à partir du 31 décembre aux personnes qui, ayant été vaccinées une première fois avec succès devront être revaccinées. Mais si le Conseil de la Reine prescrit actuellement ou plus tard des règlements relatifs à la revaccination des personnes ayant besoin d'être revaccinées, les autorités communales auront à payer dans chaque cas de revaccination suivie de succès, conformément aux précédents contrats ou suivant les nouveaux contrats passés après cette date, une somme s'élevant aux deux tiers du gage fixé pour une première vaccination avec succès.

9. Aucun contrat de vaccination passé suivant les prescriptions de cet acte ne sera valable qu'autant qu'il aura été approuvé pour le Comité des pauvres. Ce Comité peut à sa guise le faire entrer en vigueur de suite ou le proroger à une date plus éloignée.

10. Aucun payement relatif à la vaccination ne sera fait en dehors du fonds communal ou en dehors de la taxe des pauvres de la paroisse dans le cas où le Comité des pauvres n'aurait pas approuvé les termes d'un contrat où après qu'il aurait annulé ledit contrat, et tout payement fait contrairement à ces prescriptions sera refusé par l'auditeur lors de la production des comptes des autorités, des surveillants ou de tout agent ayant opéré séparément.

11. Lorsqu'un district aura été assigné à un vaccinateur, il n'aura pas le droit de réclamer un salaire pour une vaccination ou revaccination opérée sur un enfant ou une personne résidant hors de son district, excepté en cas de vacance dans le service du vaccinateur du district voisin ou lorsqu'il n'y a pas de vaccinateur dans ledit district, et que l'absence lui en aura été notifiée par écrit par les autorités, ou bien lorsqu'un vaccinateur quittant son district réclamera par écrit un enfant qu'il aura vacciné.

12. Les autorités pourront, avec le consentement du Comité des pauvres, dans les districts peu populeux ou dont la population est très disséminée, ou toutes les fois que des raisons particulières les obligeront à le faire, laisser attendre les points désignés pendant une durée de trois mois au maximum. Si, en raison de ces intervalles, la vaccination d'un enfant ne peut être ac-

complie dans la période prescrite, des parents ou autres personnes chargées de l'enfant qui en temps ordinaire seraient poursuivables ne seront pas accusés de négligence à faire vacciner ledit enfant, mais ces personnes seront obligées de faire le nécessaire à l'époque fixée et au lieu indiqué, et de ne pas laisser s'écouler un nouvel intervalle, à moins toutefois qu'il soit attesté par un certificat médical que ledit enfant est dans un état de santé qui l'empêche d'être vacciné.

13. Lorsque les autorités feront des changements dans un district de vaccination, ou dans les dispositions locales, elles donneront un avis public de ces modifications par des feuilles imprimées qui seront affichées dans les districts soumis à ces modifications au moins un mois avant la mise à exécution.

15. L'officier de l'état civil doit, dans les sept jours qui suivent l'enregistrement de la naissance d'un enfant non encore vacciné, en donner information, dans la forme prescrite, aux parents, et en cas de mort, de maladie, absence ou incapacité des parents, à la personne chargée de soigner l'enfant. Il exigera que l'enfant soit dûment vacciné suivant les obligations du présent acte et indiquera les jours, heures et lieux où le vaccinateur public du district de l'enfant ou le vaccinateur d'une station voisine dûment autorisée par le Conseil de la Reine, se tiendra pour accomplir l'opération. Cette notice se fera dans les formes indiquées par les modèles B, C et D; l'adresse de l'officier de l'état civil donnant l'avis sera indiquée dans la forme jugée la plus convenable par le service de l'enregistrement général.

16. Les parents de tout enfant né en Angleterre devront dans les trois mois de la naissance de cet enfant, ou, en cas de mort, maladie, absence des parents ou autres causes, toute personne ayant charge de cet enfant, devra dans les trois mois suivant la date du dépôt de cet enfant, le présenter au vaccinateur public du district où il résidera, pour être vacciné suivant les prescriptions du présent acte. Le vaccinateur public à qui un tel enfant sera présenté devra le vacciner sans aucun retard.

17. Dans la semaine suivante et le même jour que celui où l'opération a été pratiquée, cette personne, parent ou autre suivant le cas, devra représenter l'enfant à lui ou à son représentant, de façon à ce qu'il soit examiné pour déterminer le résultat de l'opération et voir s'il juge convenable de prendre de la lymphe de cet enfant pour servir à d'autres opérations. Dans le cas de non-réussite l'enfant devra être de nouveau revacciné comme la première fois, si le vaccinateur le juge nécessaire.

18. Si un vaccinateur public ou un médecin est d'avis que l'enfant n'est pas dans une bonne disposition pour être vacciné avec succès, il devra délivrer un certificat aux parents ou personnes chargées de l'enfant, écrit de sa main dans la forme du modèle B et constatant que l'enfant est dans un état qui ne permet pas une vaccination suivie de succès. Ce certificat sera valable pour deux mois et sera renouvelable pour des périodes successives de même durée, jusqu'à ce que le vaccinateur public ou le médecin ait jugé que l'état de l'enfant est actuellement favorable à une bonne vaccination. L'enfant sera alors vacciné sans retard et le certificat constatant le résultat complet sera délivré s'il y a lieu.

19. A la fin de chaque période successive, les parents ou les personnes précitées devront présenter l'enfant au vaccinateur public qui l'examinera et délivrera le certificat dans la forme du modèle B susindiqué.

20. Si un vaccinateur public ou médecin juge qu'un enfant qu'il aura déjà vacciné trois fois sans succès est impropre à une bonne vaccination, ou que l'enfant qui lui est présenté pour être vacciné a déjà eu la variole, il délivrera un certificat de sa main auxdites personnes, dans la forme du modèle G et constatant que lesdites personnes ne sont pas obligées de présenter l'enfant pour qu'il soit revacciné.

21. Tout vaccinateur public qui a vacciné un enfant et a reconnu que ledit enfant a été vacciné avec succès, devra, dans les vingt et un jours qui suivent l'opération, transmettre par la poste ou autrement un certificat du modèle D, attestant que cet enfant a été vacciné avec succès, au bureau de l'état civil dans lequel la déclaration de naissance a été faite; mais s'il ne connaît pas ce bureau, ou si la naissance de l'enfant n'a pas été déclarée, il transmettra son certificat au bureau de l'enregistrement du district dans lequel a eu lieu l'opération, et il délivrera un duplicata dudit aux parents de l'enfant, s'ils le demandent.

22. Le vaccinateur public ne réclamera aucun salaire des parents à qui il aura remis le certificat ou duplicata de ce certificat, non plus que pour aucune vaccination faite suivant son contrat; il ne réclamera rien non plus de son contrat lorsqu'il aura été payé par les parents ou leur représentant, et, lorsqu'il aura été payé suivant les termes de son contrat, il ne devra rien réclamer aux personnes qui ont eu recours à son ministère.

23. *Quand la vaccination aura un plein succès* et qu'elle aura été faite par un médecin qui ne sera pas officier vaccinateur, les parents ou leur représentant qui a présenté l'enfant à la vaccination, lui demanderont un certificat délivré dans la forme de celui classé D. Ce certificat sera rempli et signé par lui. Dans les vingt et un jours qui suivent l'opération, les parents transmettront ledit certificat signé au bureau de l'état civil du district où la naissance de l'enfant a été déclarée; si l'enfant n'est pas déclaré ou si le bureau d'enregistrement n'est pas connu, ils enverront ce certificat au bureau d'enregistrement du district où a eu lieu l'opération.

24. Chaque officier de l'état civil tiendra un registre sur lequel il inscrira les avis de vaccination qui lui seront ainsi transmis; il classera les certificats qui lui sont envoyés; il permettra à des époques données de faire des recherches dans ce registre et, sur la demande qui lui en sera faite, il donnera une copie de l'enregistrement desdits, moyennant une redevance de 6 pences par chaque recherche et 3 pences pour chaque copie. Chaque officier de l'état civil recevra un salaire de 1 penny par chaque enregistrement de naissance et pour donner l'avertissement ainsi qu'il est dit; il est prescrit qu'aucun salaire ne sera demandé par un vaccinateur public ni par aucun officier autorisé par les autorités à faire des recherches, ni par aucun inspecteur salarié du Comité des pauvres ou du Conseil de Sa Majesté.

25. L'officier de l'état civil établira tous les trimestres un décompte des sommes qui lui sont dues en vertu du présent acte et le soumettra aux autorités communales pour lesquelles il agit. Après examen dudit compte et après

6

l'avoir comparé avec le registre des vaccinations suivies de succès et constaté son exactitude, celles-ci devront en payer le montant sur les fonds en leur possession.

26. Il est déclaré ici que la vaccination ou l'assistance médicale ou chirurgicale relative à la vaccination d'un membre d'une paroisse par un vaccinateur public ne sera pas considérée comme une assistance paroissiale, ou comme un secours, et que, par ce fait, ladite personne ne sera privée d'aucun droit ou privilège et ne subira aucune disqualification.

28. Les autorités d'une paroisse payeront sur leurs fonds toutes les dépenses raisonnables faites par eux pour l'impression et la distribution de notices, conformément aux prescriptions du présent acte, pour les enquêtes et rapports sur l'état de la variole et de la vaccination dans leur paroisse et pour les mesures préventives contre la propagation de la variole et pour le développement de la pratique de la vaccine. Elles pourront aussi payer sur lesdits fonds tout officier nommé par elles pour poursuivre les contrevenants aux prescriptions de cet acte.

29. Tout parent ou personne chargée du soin d'un enfant qui négligerait de le présenter à la vaccination, ou qui négligerait de le faire examiner suivant les prescriptions de cet acte et ne donnerait pas une excuse plausible de ces négligences, serait punissable et pourrait être condamnée à une amende de 20 shillings au maximum.

30. Tout vaccinateur public, parent ou représentant suivant le cas, qui négligerait de transmettre le certificat complet et légalisé, réclamé par les prescriptions du présent acte dans le temps donné, et tout vaccinateur public qui se refuserait à délivrer un duplicata aux parents sur leur demande, tout médecin qui refuserait de remplir et signer un certificat de vaccination suivie de succès qu'il aurait eu à faire, sera passible d'une amende de 20 shillings au maximum; toute personne qui signerait volontairement un faux certificat ou duplicata serait coupable de forfaiture et punie en conséquence.

31. Si un inspecteur nommé par les autorités paroissiales pour surveiller l'exécution de cet acte donne avis par écrit à la justice de paix qu'il a certaines raisons de croire qu'un enfant de quatorze ans habitant la paroisse n'a pas été vacciné avec succès et qu'il a averti les parents de cet enfant qu'ils aient à le faire vacciner et que l'on n'ait pas tenu compte de cet avertissement, le magistrat peut faire comparaître devant lui ces personnes avec l'enfant en question, et si après examen on constate que l'enfant n'a pas été vacciné ou qu'il n'a pas encore eu la variole, il peut donner l'ordre par écrit et sur timbre de faire vacciner ledit enfant dans un certain laps de temps; si, à l'expiration de ce délai, l'enfant n'a pas été vacciné ou s'il n'est pas prouvé qu'il est réfractaire à la vaccine, les personnes qui auront reçu le premier ordre seront poursuivies et, à moins qu'elles ne puissent produire une justification suffisante de leur oubli, elles seront condamnées à une amende de 20 shillings au maximum. Si le magistrat est convaincu que les personnes sont citées à tort devant lui et qu'il se refuse à ordonner la vaccination de l'enfant, il condamnera le plaignant à payer à l'accusé telle somme de dommages et intérêts qu'il jugera devoir compenser ses dépenses et de pertes temps devant la justice.

32. Après la mise en vigueur de cet acte, toute personne qui inoculerait la matière variolique, ou qui par une exposition volontaire et le contact avec des objets souillés par la variole, d'une façon ou d'une autre, amènerait la transmission de la variole, sera poursuivie devant les tribunaux et pourra être condamnée à la prison pour une durée d'un mois au maximum.

33. Les statuts des 12ᵉ et 13ᵉ années du règne de Victoria, chapitre XLIII, excepté la section 14, seront applicables à tout ce qui est prévu dans le présent acte, et les magistrats de tout lieu où une infraction sera commise auront pouvoir de statuer à cet égard. Lorsqu'une paroisse sera comprise dans plusieurs juridictions, les plaintes portées au sujet de ces infractions seront jugées dans l'une ou l'autre de ces juridictions. Toutes les poursuites exercées par les autorités communales ou leurs représentants seront soumises aux statuts des 7ᵉ et 8ᵉ années du règne de Victoria, chapitre 1ᵉʳ et section 59, et à la loi de 1865, section 9.

34. Dans toute poursuite pour négligence à faire vacciner un enfant, il ne sera pas nécessaire d'établir que l'accusé a reçu avis de l'officier de l'état civil ou de tout autre officier des exigences de la loi à cet égard. Mais si l'accusé produit le certificat dont il est parlé plus haut ou copie du registre des inscriptions tenu par l'officier de l'état civil et sur lequel le certificat de vaccination avec succès a été enregistré, ce fait constitue pour lui une défense suffisante, excepté pour le cas du certificat B, si le temps d'ajournement de la vaccine était expiré avant l'époque de la citation.

35. Le mot «parent» indique le père et la mère d'un enfant légitime et la mère d'un enfant illégitime; l'expression de «médecin pratiquant» indique un médecin muni de son brevet; et différents autres termes auront la même signification que dans les amendements de la loi d'assistance publique.

37. Cet acte entrera en vigueur le premier jour de janvier prochain et sera intitulé : «Loi sur la vaccination en 1867».

Amendement à la loi sur la vaccination de 1867 (21 août 1871).

La Reine, notre très gracieuse Majesté, après avoir pris conseil des Lords et des Communes réunis en assemblée parlementaire et d'après leur autorité, ordonne ce qui suit :

Préliminaires. — **1.** Cet amendement sera considéré comme la loi sur la vaccination pour 1871.

2. Cette loi entrera en vigueur le 1ᵉʳ jour de janvier 1872, excepté pour les cas ci-après mentionnés et d'après des ordres spéciaux. Ce jour est mentionné dans le présent acte comme le commencement de ladite loi.

3. Cet acte viendra modifier et corriger l'acte de 1867 et se fondra avec lui; on les emploiera ensemble sous le titre de «lois sur la vaccination 1867 et 1871».

4. Dans cet acte, le terme «parent» s'applique à toute personne ayant charge d'un enfant.

Officier vaccinateur. — **5.** En vertu du présent acte, toutes les fois que les autorités d'un groupe ou d'une paroisse pourront payer un officier désigné pour poursuivre les contrevenants aux ordonnances dudit acte, ou pour en mettre les prescriptions en vigueur, il y aura obligation pour·eux à nommer ledit officier ; aussi nous ordonnons que les autorités dudit groupe nommeront et salarieront un ou plusieurs agents désignés sous le nom «d'officiers vaccinateurs».

Les indications de l'acte principal relativement à la division des paroisses en districts de vaccination seront étendues de manière à autoriser le groupement des communes dans le cercle d'action des officiers vaccinateurs, mais de façon cependant (à moins d'une disposition particulière du Comité de la loi des pauvres) à coïncider avec un district répondant aux conditions de l'acte principal ou correspondant avec un district d'enregistrement des naissances et décès.

En vertu des prescriptions de cet acte, le Comité de la loi des pauvres aura les mêmes pouvoirs vis-à-vis des agents vaccinateurs pour toutes les questions relatives à la vaccine, qu'il possédera déjà relativement à l'assistance des pauvres. Il pourra édicter des règles ayant force de prescriptions, et tout ce qui aura été ordonné ou conseillé relativement à ces prescriptions impliquera le *mutatis mutandis*. Le Comité de la loi des pauvres devra aussi de temps en temps créer et publier des livres et documents appropriés à l'usage des officiers vaccinateurs et des médecins pratiquants d'après les considérants de l'acte principal et du présent amendement.

6. Les officiers vaccinateurs accompliront tous les devoirs qui leur sont prescrits par l'acte principal vis-à-vis de l'enregistrement des naissances et décès, excepté pour les prescriptions indiquées au paragraphe 15 de l'acte principal. Ils agiront comme si dans l'acte principal on avait substitué aux mots : officiers vaccinateurs, les mots : officiers de l'état civil, excepté toutefois pour le paragraphe 15 et toutes les parties qui s'y rattachent. Tous les salaires reçus par l'officier vaccinateur à ce titre seront remboursés aux autorités communales et versés par eux avec les fonds mis à la disposition de celles-ci suivant les prescriptions de l'acte principal.

7. Tout certificat donné par un vaccinateur public et attestant qu'un enfant est impropre à être vacciné avec succès, au lieu d'être donné aux parents, sera remis directement par ledit vaccinateur public aux autorités communales, et, dans le cas où il aura été donné par un médecin non officiel, les parents devront le transmettre à l'officier vaccinateur. Dans le cas de succès constaté et dans les sept jours qui suivront l'examen de l'enfant, le vaccinateur public devra délivrer gratuitement aux parents de l'enfant un duplicata du certificat qu'il aura accordé.

Tout certificat de succès sera transmis dans les sept jours qui suivront l'examen qui a établi que l'opération a réussi. Dans le cas où ce serait un médecin non officiel qui serait chargé de certifier le résultat de l'opération, aussitôt que ledit médecin aura constaté que l'opération a bien réussi, il délivrera aux parents de l'enfant un certificat de vaccination avec succès dans la forme prescrite pour ledit certificat, rempli et signé de lui.

Toute personne qui contreviendrait aux prescriptions de ce paragraphe sera passible d'une amende de 3o shillings au maximum; toute personne qui signera volontairement un faux certificat ou duplicata commettra une action malhonnête et sera passible d'un emprisonnement de deux ans au maximum avec ou sans travaux forcés.

On ne réclamera aucun salaire pour l'enregistrement des certificats de vaccine d'après les prescriptions de l'acte principal ou du présent acte.

8. Tout officier de l'état civil devra, au moins une fois par mois, transmettre par la poste ou autrement à chaque officier vaccinateur dont le district est en tout ou en partie compris dans sa division, un état certifié véritable de toutes les naissances et décès d'enfants au-dessous de douze mois survenus depuis le dernier état enregistré dans le district de l'officier vaccinateur à qui ledit état est envoyé.

L'officier de l'état civil, qu'il soit aussi ou ne soit pas officier vaccinateur, recevra un salaire de 2 pences (o fr. 25) pour chaque naissance ou décès mentionné dans ledit état; ce salaire lui sera payé sur les mêmes fonds et par les mêmes personnes indiqués dans le paragraphe 15 de l'acte principal. Ce salaire lui sera payé de la même manière que ses avertissements.

Les états mentionnés dans ce paragraphe seront établis de manière à contenir toutes les indications prescrites pour l'enregistrement général des naissances et décès en Angleterre avec l'approbation du Comité de la loi des pauvres. Ces indications seront exactement fournies par le service central à tous les bureaux de l'état civil.

Lorsque l'officier vaccinateur pratiquera une revaccination à la demande de la personne intéressée, ledit vaccinateur donnera une feuille à cette personne lui enjoignant de se représenter à tel jour et à telle heure de la semaine suivante pour se faire examiner; le résultat de l'opération sera mentionné sur cette feuille. En cas de non-observance, ladite personne sera répréhensible. Le vaccinateur public devra délivrer un certificat du résultat de l'opération. Si le revacciné ne se soumet pas aux prescriptions susindiquées, permettant à l'officier vaccinateur ou à son représentant de constater le résultat de l'opération, il devra payer une somme de 2 shillings 6 pences, somme qui sera due aux autorités de la paroisse dans laquelle ledit vaccinateur public opère. Cette somme et les frais accessoires viendront s'ajouter aux fonds dont disposent les autorités d'après l'acte principal.

Pénalités. — 10. Toute personne qui empêcherait le vaccinateur public de prendre de la lymphe d'un enfant, ainsi qu'il est prescrit au paragraphe 17 de l'acte principal, sera passible d'une amende de 20 shillings au maximum.

11. Les mesures prescrites à l'article 31 de l'acte principal peuvent être prises vis-à-vis d'un enfant en dehors du district du vaccinateur, si cet enfant ou ses parents se trouvaient dans la paroisse au moment de l'avis publié par l'officier vaccinateur.

Lorsque les parents d'un enfant ne présenteront pas ledit enfant d'après les prescriptions de l'acte principal, ils seront passibles d'une amende de 20 shillings au maximum.

Toute contravention aux lois sur la vaccine de 1867 et 1871 pourra être poursuivie dans les douze mois suivant le délit, mais non passé cette époque.

Quand une personne sera accusée d'avoir négligé de présenter un enfant pour être vacciné ou d'avoir empêché ledit enfant d'être vacciné, et que d'après ses réponses les magistrats auxquels le cas aura été soumis établiront que ladite personne n'a pas commis le délit proprement dit, mais qu'elle est seulement coupable de ne pas avoir remis le certificat mentionné par l'acte principal, ils pourront condamner ladite personne comme si elle avait commis le délit elle-même.

L'accusé pourra être représenté par un membre de sa famille ou toute personne autorisée par lui à cet effet.

12. Lorsque le vaccinateur public d'un district, après examen personnel d'un enfant habitant le district, jugera que ledit enfant a été vacciné avec succès, quoique ne l'ayant pas été par ses soins, il devra délivrer aux parents de l'enfant un certificat à cet effet; ledit certificat aura la même valeur que s'il était un certificat de succès complet donné par le vaccinateur qui a fait l'opération.

13. Tout médecin qui soignera un malade atteint de variole et vaccinera une personne habitant la même maison qui n'aurait pas été vaccinée ou n'aurait pas eu la variole, ou qui revaccinera une personne habitant la même maison que le malade, ladite personne n'ayant jamais été revaccinée et étant d'âge à faire espérer un bon résultat, sera payé d'après les règlements du Conseil de la Reine; il devra transmettre les mêmes certificats que s'il était vaccinateur public. Il sera autorisé à percevoir les mêmes sommes pour la vaccination et la revaccination que s'il était officier vaccinateur titulaire.

14. Les pouvoirs qu'a le Comité de la loi des pauvres d'après le paragraphe 9 de l'acte principal relativement aux contrats de vaccination seront étendus à tous les contrats de vaccination dépendant de toute autre loi.

15 Le Comité de la loi des pauvres pourra, de temps à autre et par ordre, remanier, changer ou augmenter les dispositions indiquées dans les modèles de l'acte principal et les adapter aux formes prescrites par les ordres reçus.

16. Par suite de la constitution du Local Government Board par une loi votée dans la présente session, on devra substituer respectivement dans le présent acte aux mots «Comité de la loi des pauvres» et «Conseil privé de la Reine» le terme «*Local Government Board*».

AUTRICHE-HONGRIE.

En *Autriche :* vaccination non obligatoire,
En 1883, sur 938,645 vaccinables, il y a eu 71,8 p, 100 de vaccinés,
En 1882, la proportion a été de 73.1.
La proportion des non vaccinés a été :

    1881... 27.4
    1882... 16.7
    1883... 19.2

En *Hongrie :* un projet de loi déposé en 1887 (février) propose de rendre la vaccination et la revaccination obligatoires.
En Autriche, la loi de 1836 régit encore la matière.
En Hongrie, la vaccination est réglementée par l'article 14 de la loi

de 1876 sur le service sanitaire, par l'article 22 de la loi de 1877, et par l'ordonnance du 28 juin 1887 sur la mise à exécution de cette loi.

La somme inscrite dans le budget hongrois de 1887 pour la vaccination est de 57,000 florins.

En Autriche, on est actuellement sur le point d'introduire une réforme dans le service de la vaccination. Cette réforme aurait lieu au moyen d'une loi d'empire dont les travaux préparatoires sont déjà fort avancés. D'après cette loi, la vaccination sera rigoureusement obligatoire pour les enfants. On prendra d'ailleurs les mesures destinées à assurer de la manière la plus large possible la distribution du vaccin. Jusqu'à ce jour, la vaccination et la revaccination n'avaient été obligatoires que dans les armées impériales et royales; en ce qui concerne la population, on se borne à appliquer simplement les dispositions du décret de la chancellerie impériale du 9 juillet 1836. Aux termes de ce décret, la procédure de la vaccination et de la revaccination est réglée de la façon la plus précise. Cette procédure repose sur le principe de la vaccination indirectement obligatoire, c'est-à-dire sur l'exigence d'un certificat de vaccination pour l'admission dans les établissements scolaires ou pour l'obtention de certaines faveurs, etc. Le mode employé est en principe la vaccination réciproque, c'est-à-dire l'emploi du vaccin humain et l'inoculation de bras à bras.

Cependant, depuis la création d'établissements destinés à la culture du vaccin animal, on s'en sert maintenent d'une façon à peu près générale, et principalement en cas d'épidémie de variole et sur un ordre de la police statuant au point de vue sanitaire. Le Gouvernement impérial et royal, pour propager la production du vaccin animal, subventionne certains établissements qui doivent alors fournir du vaccin pour la vaccination publique. En dehors des dépenses nécessitées par ces subventions, qui se montent actuellement à 2,300 florins par an, le Gouvernement n'a plus à supporter pour la vaccination de dépenses d'aucune sorte, car elles sont à la charge des administrations provinciales. Le total de ces déboursés s'est élevé en 1884 à 195,545 florins. On trouvera des détails plus précis sur les établissements de vaccination, sur l'étendue et les résultats de la vaccination publique et sur les frais qu'elle occasionne dans la publication annuelle de statistique, année 1884 (pages 116 à 125). Comme il a été dit plus haut, au début d'une épidémie de variole, on ordonne immédiatement comme mesure anti-épidémique la vaccination des personnes vivant dans l'étendue du pays contaminé, ainsi que la revaccination de celles qui ont été vaccinées longtemps auparavant.

Ces prescriptions sont ordonnées aux termes du décret de la chancellerie impériale du 30 juillet 1836, n° 17742, et ont été renouvelées par un autre décret du 7 septembre 1885, n° 14291.

BELGIQUE.

Il n'existe en Belgique aucune loi sur la vaccination. Celle-ci est généralement imposée par les autorités pour l'admission dans les écoles, les établissements charitables, les prisons, l'armée..... Là se restreint l'action du pouvoir en matière de vaccination.

Mais si cette action ne s'exerce pas d'une manière coercitive elle n'en agit pas moins par la voie de la persuasion et des conseils.

Le Gouvernement, secondant les autorités provinciales, a encouragé la création de conservateurs de vaccin humain, en même temps qu'il créait, par un arrêté royal du 15 février 1882, un office vaccinogène central chargé de procurer en tout temps et en quantité illimitée de la matière vaccinale animale à tous les médecins du pays, et même, sous certaines conditions, aux particuliers.

Cet établissement, dont la dépense est supportée exclusivement par le crédit du service de santé, a donné des résultats inespérés.

Voici le texte des actes officiels relatifs à la création d'un Office vaccinogène central à Bruxelles.

I. — *Rapport au Roi.*

Bruxelles, le 31 janvier 1882.

Sire,

Un des moyens les plus efficaces auxquels le Gouvernement puisse recourir pour favoriser l'usage de la vaccination et de la revaccination consiste à mettre à la disposition du public, partout et en tout temps, de la matière vaccinale en quantité suffisante. Cette matière étant soit le vaccin *animal*, pris directement sur la génisse, soit le vaccin *humain*, il faut que le service public de la distribution porte sur l'un comme sur l'autre.

C'est en vue d'atteindre ce but, Sire, que le Gouvernement s'est attaché à multiplier les dépôts de vaccin humain dans les provinces et qu'il a fait construire dans les dépendances de l'école de médecine vétérinaire un établissement vaccinogène pour la culture en grand sur les génisses du précieux préservatif de la variole.

Le projet d'arrêté ci-joint, que j'ai l'honneur de soumettre à l'approbation de Votre Majesté, consacre la nouvelle institution et fixe les bases essentielles de son organisation.

L'État possédait déjà dans l'enclos de l'ancien jardin zoologique un institut ayant pour objet le renouvellement du vaccin au moyen de la vaccination animale et la distribution et la vente du vaccin ainsi recueilli aux vaccinateurs.

Cet institut a rendu de sérieux services. Il a permis à un grand nombre de praticiens de renouveler périodiquement leur souche de vaccin animal. Mais, pour donner tous les résultats que le Gouvernement a eu en vue, il aurait dû fonctionner dans des conditions différentes; c'est ce que démontre l'enquête qui a été instituée auprès des commissions médicales provinciales. Ces collèges ont été unanimes à reconnaître la nécessité de ne plus limiter, comme on l'a fait jusqu'à présent, la quantité de vaccin à distribuer et de ne plus pratiquer la vente de la matière vaccinale, mais de la livrer gratuitement et en franchise de port ou moyennant un droit minime, suivant les cas qui seront prévus par le règlement spécial à faire sur la distribution du vaccin.

Le nouvel institut vaccinogène, tout en étant parfaitement isolé des bâtiments affectés à l'école de médecine vétérinaire, profitera du voisinage de cet établissement scientifique. La présence quotidienne d'un médecin vétérinaire chargé de seconder, et au besoin de suppléer le directeur, de participer au travail des inoculations et d'en surveiller les effets, constituera une garantie de compétence nouvelle d'une valeur évidente. Ce fonctionnaire s'assurera que les génisses destinées aux inoculations sont en parfait état de santé. Peut-être même sera-t-il prudent d'adopter pour règle de ne livrer le vaccin au public qu'après avoir constaté, au moment du sacrifice des veaux à l'abattoir, qu'ils sont indemnes de toute maladie contagieuse ou autre.

J'espère, Sire, que l'office vaccinogène pourra commencer à fonctionner le 1er mai prochain.

Je m'occuperai des détails de l'installation aussitôt que Votre Majesté aura bien voulu revêtir de sa haute approbation le projet d'arrêté organique joint au présent rapport.

Le Ministre de l'intérieur,
Signé : G. Rolin-Jaequemyns.

II. — *Arrêté royal du 15 février 1882.*

Léopold II, Roi des Belges,

A tous présents et à venir, Salut.

Revu l'arrêté royal du 11 juillet 1868 créant, à titre d'essai, un institut pour la production et la distribution du vaccin renouvelé au moyen de l'inoculation du cow-pox à des génisses;

Vu les rapports qui ont été adressés au Gouvernement sur les résultats obtenus par cet établissement et sur la nécessité de le réorganiser d'après des bases nouvelles;

Sur le rapport et la proposition de notre Ministre de l'intérieur,

Nous avons arrêté et arrêtons:

Article premier. Il est établi, aux frais de l'État, à l'école de médecine vétérinaire, dans un local spécialement construit *ad hoc* et sous le titre d'*Office vaccinogène central*, un service public de production et de distribution du vaccin animal.

Art. 2. Le but essentiel de ce service est de procurer, en tout temps et en quantité illimitée, de la matière vaccinale à toutes les administrations, à tous les praticiens du pays, et même aux particuliers qui en feront la demande, en remplissant les conditions qui seront tracées par un règlement spécial.

Personne ne pourra être vacciné à l'établissement.

Art. 3. Le personnel de l'office comprend : un directeur, un médecin vétérinaire, un agent comptable et des employés subalternes en nombre suffisant pour les besoins du service.

Art. 4. Une commission composée de trois membres et aux séances de laquelle sera convoqué un fonctionnaire délégué à cet effet par le Ministre de l'intérieur, est chargée de surveiller la gestion administrative et financière de l'établissement.

La mission de la commission consistera, en outre, à organiser, conjointement avec le directeur, les expériences qui seraient jugées nécessaires pour fixer le meilleur système à suivre dans la culture et la récolte du vaccin animal.

Art. 5. Les attributions, les traitements, indemnités ou salaires du personnel, ainsi que le mode de fonctionnement de la commission, seront réglés par des dispositions spéciales à prendre ultérieurement.

Art. 6. Le directeur, le médecin vétérinaire et les membres de la commission sont nommés par arrêté royal.

Le Ministre de l'intérieur désignera les autres agents.

Art. 7. Notre Ministre de l'intérieur est chargé de l'exécution du présent arrêté.

Donné à Bruxelles, le 15 février 1882.

Signé : LÉOPOLD.

Par le Roi :
Le Ministre de l'intérieur,
Signé : G. ROLIN-JAEQUEMYNS.

III. — Arrêté royal du 17 janvier 1883, portant règlement de l'Office vaccinogène central.

LÉOPOLD II, ROI DES BELGES,

A tous présents et à venir, SALUT.

Revu notre arrêté du 15 février 1882, instituant l'office vaccinogène central, et notamment l'article 5 de cet arrêté, ainsi conçu :

Les attributions, les traitements, indemnités ou salaires du personnel, ainsi que le mode de fonctionnement de la commission, seront réglés par des dispositions spéciales à prendre ultérieurement.

Sur la proposition de notre Ministre de l'intérieur,

NOUS AVONS ARRÊTÉ ET ARRÊTONS :

CHAPITRE 1er. *Attributions du personnel.*

§ 1er. *Du directeur.* — ARTICLE PREMIER. Le directeur pratique les inoculations et la récolte du vaccin suivant les procédés reconnus les plus avantageux par la commission de surveillance, de commun accord avec lui. Il a soin qu'aucune interruption n'ait lieu dans les inoculations des animaux et que la récolte du vaccin soit toujours faite au moment le plus propice.

Art. 2. Le directeur veille à ce que le vaccin soit régulièrement distribué le lendemain, au plus tard, de la réception des demandes, et à ce qu'il ne soit donné suite qu'aux demandes faites par écrit.

Art. 3. Il fixe le nombre de bêtes à fournir d'après les besoins du service. À cet effet, il délivre les bons de fourniture.

Art. 4. Le directeur visite les animaux avant leur admission à l'établissement. Il veille à ce qu'aucun d'eux n'entre dans l'étable qu'après la constatation de son parfait état de santé.

Art. 5. Immédiatement après l'abatage des animaux, qui doit toujours se faire le plus tôt possible après la récolte du vaccin, le directeur s'assurera que le bon état des organes a été constaté par l'autopsie. Si l'animal est reconnu malade, son vaccin sera détruit.

Aɴᴛ. 6. Le directeur fait constater le poids des animaux à l'entrée et à la sortie de l'établissement.

Aɴᴛ. 7. Il surveille l'exécution régulière des contrats faits pour la fourniture du bétail; il s'assure notamment que celui-ci n'est gardé dans les étables que le temps strictement nécessaire. En cas de mort ou d'accidents survenus dans le bétail, il adresse un rapport spécial au président de la commission de surveillance.

Aɴᴛ. 8. Le directeur remplit les indications du registre de statistique relatives au sexe, au poids et au signalement des vaccinifères. Il renseigne les dates d'entrée, d'inoculation et de sortie, le nombre des incisions pratiquées et des pustules obtenues, la date et les résultats de la récolte pour chaque sujet; il consigne sur le même registre ses observations sur l'état de santé de l'animal et sur les lésions constatées par l'autopsie.

Aɴᴛ. 9. Le directeur tiendra aussi la main à ce que tous les bulletins renseignant le résultat des vaccinations soient régulièrement renvoyés à l'office.

Aɴᴛ. 10. Le directeur autorise les menues dépenses. Il contrôle la tenue de la comptabilité, ainsi que la partie du registre statistique relative à la distribution du vaccin.

Il surveille l'état d'entretien du mobilier, du matériel et des locaux,

Aɴᴛ. 11. Il a soin aussi qu'il y ait toujours à l'établissement une provision suffisante de vaccin et de matériel pour parer éventuellement à tous les besoins.

Aɴᴛ. 12. Le directeur rend compte tous les mois à la commission de surveillance du nombre des animaux qui ont servi aux inoculations et de la quantité de vaccin distribué. Il lui fait part en même temps de toutes les observations que pourraient lui avoir suggérées les opérations d'inoculation et de récolte du vaccin et, en général, de tous les faits intéressants qui se seraient produits dans le service pendant le mois écoulé.

Aɴᴛ. 13. Il se rend chaque jour à l'établissement. En cas d'absence ou d'empêchement justifiés, il sera remplacé par un des agents auxiliaires.

Aɴᴛ. 14. Le directeur ne peut utiliser les locaux, le matériel et les animaux affectés à l'office, non plus que les produits de ceux-ci, en vue de ses travaux ou de ses avantages particuliers. La même défense étant faite aux autres agents attachés à l'établissement, il veille à ce qu'elle ne soit pas enfreinte.

Aɴᴛ. 15. Le comptable et les autres agents lui sont subordonnés dans l'exécution de leur service.

Aɴᴛ. 16. Pour tous les renseignements et rapports qui lui seraient demandés ou qu'il est appelé à fournir, il correspond directement soit avec le Ministre de l'intérieur, soit avec le président de la commission.

Aɴᴛ. 17. Il ne peut expédier du vaccin à l'étranger sans une autorisation du Ministre de l'intérieur.

§ 2. *De l'agent comptable.* — Aɴᴛ. 18. L'agent comptable fait les expéditions du vaccin par la poste,

Il tient les archives, l'indicateur de la correspondance et transcrit au registre statistique les indications concernant les dates d'envoi du vaccin, les noms des destinataires et les résultats renseignés par les bulletins de vaccination.

Art. 19. L'agent comptable fait, sous les ordres du directeur, le règlement des dépenses de fourniture; il tient la comptabilité d'argent et celle des matières; il demeure dépositaire des fonds en caisse et fournit un cautionnement.

Tout ce qui concerne la comptabilité fait l'objet d'un règlement particulier, auquel il est tenu de se conformer.

Il est soumis aux obligations imposées par la loi et les règlements aux comptables des deniers publics.

§ 3. *Des agents auxiliaires.* — Art. 20. Des agents auxiliaires pourront être, soit à titre temporaire, soit à titre définitif, adjoints au directeur pour l'aider dans son service, et au comptable pour l'assister dans ses écritures.

Leurs attributions seront déterminées par le Ministre de l'intérieur, sur la proposition de la commission de surveillance, d'accord avec le directeur.

§ 4. *Du concierge et des gens de service.* — Art. 21. Le concierge habitera l'établissement. Il est préposé à la garde des locaux. Le mobilier et le matériel nécessaires au service de son emploi, de même que le combustible et l'éclairage, lui sont fournis par l'État.

Il soigne la nourriture et l'entretien des animaux; il est chargé du nettoyage, du chauffage et de l'éclairage des locaux, ainsi que de l'entretien du mobilier et du matériel en bon état de propreté. Il effectue tous les autres travaux qui lui sont prescrits par le directeur.

Art. 22. Les autres gens de service qui pourraient être attachés, soit temporairement, soit définitivement, à l'établissement, si le besoin en était reconnu, seront chargés d'aider le concierge dans les parties de son travail qui seraient déterminées par le directeur.

CHAPITRE II. *Des traitements et des indemnités ou salaires du personnel.*

Art. 23. Les traitements du personnel sont fixés comme suit :
Directeur, 4,000 à 5,000 francs;
Agent comptable, 1,200 à 1,800 francs ;
Chaque agent auxiliaire, 600 à 1,000 francs.

Art. 24. Si les fonctions de directeur et d'agent comptable sont remplies par des membres du personnel de l'école vétérinaire, les indemnités à y attacher seront fixées par les arrêtés de nomination et elles ne pourront dépasser, pour le directeur, 4,000 francs, et pour l'agent comptable, 1,500 francs.

Art. 25. Le salaire annuel du concierge est de 1,200 à 1,400 francs.
Les salaires des autres gens de service seront fixés par les arrêtés de nomination.

CHAPITRE III. *De la commission de surveillance.*

Art. 26. La commission de surveillance est nommée pour un terme de trois années. Elle désigne annuellement son président et son secrétaire.

Art. 27. La mission de la commission consiste : 1° à surveiller la gestion administrative et financière de l'établissement; 2° à procéder, conjointement avec le directeur, à des expériences ayant pour objet de fixer le système le plus efficace de culture et de récolte du vaccin et à rechercher, d'après les résultats signalés par les bulletins de vaccination, quelles sont les préparations méritant d'être recommandées spécialement.

Art. 28. La commission donne son avis sur les comptes; elle contrôle l'administration, elle visite les locaux, examine les registres de comptabilité et de statistique et inspecte le matériel.

Art. 29. Chaque année, la commission adresse au Ministre de l'intérieur un rapport sur le fonctionnement de l'établissement et sur le résultat de sa mission de surveillance.

Art. 30. La commission se réunit au moins une fois par mois au local de l'établissement.

Le président peut la convoquer extraordinairement lorsque les besoins du service l'exigent, ainsi qu'à la demande du délégué du Gouvernement ou d'un membre de la commission.

Art. 31. Le directeur et l'agent comptable doivent se rendre au sein de la commission lorsqu'ils y sont appelés.

Art. 32. Il est tenu, par les soins du secrétaire, un procès-verbal détaillé de chaque séance.

Les procès-verbaux des séances sont transcrits dans un registre. Copie en est adressée au Ministre de l'intérieur.

Art. 33. La commission fournit au délégué du Ministre de l'intérieur, assistant à ses séances, les renseignements qu'il juge devoir lui réclamer.

Les observations présentées par le délégué sont consignées au procès-verbal.

Art. 34. En convoquant aux séances le délégué du Ministre de l'intérieur, le président lui fait connaître, autant que possible, les affaires qui font l'objet de la réunion.

Art. 35. Un jeton de présence de 10 francs est attribué aux membres de la commission et au délégué du Gouvernement pour chacune des séances auxquelles ils assistent.

Art. 36. Notre Ministre de l'intérieur est chargé de l'exécution du présent arrêté.

Donné à Bruxelles, le 17 janvier 1883.

Signé : LÉOPOLD.

Par le Roi :

Le Ministre de l'intérieur,

Signé : G. ROLIN-JAEQUEMYNS.

DANEMARK.

Loi de 1871.

Vaccination obligatoire avant l'âge de sept ans.
Pas de documents indiquant les chiffres.

HOLLANDE.

La vaccination est non obligatoire, mais tous les enfants admis dans les écoles doivent avoir été vaccinés.

Le chiffre des vaccinations a été :

```
1884 ..................................................  118,456
1885 ..................................................  108,494
1886 ..................................................  102,966
```

Il y a en Hollande :

1° La loi du 4 décembre 1872 sur les maladies contagieuses et les mesures prophylactiques prescrites contre elles; l'article 18 de cette loi établit le principe de la vaccination et de la revaccination gratuite et ordonne l'inscription annuelle au budget de l'État d'une subvention à accorder aux établissements destinés à favoriser la vaccine;

2° L'arrêté royal du 28 février 1873;

3° L'arrêté du 4 avril 1875.

Ces deux derniers textes ont pour objet d'assurer l'exécution des dispositions de la loi précédente, concernant le service de la vaccination.

Quant aux sommes inscrites dans les budgets de l'État ou des provinces pour le fonctionnement de ce service, il résulte des renseignements fournis par les autorités compétentes qu'une subvention annuelle, dont le montant s'élève pour l'exercice 1888 à la somme totale de 8,500 florins (soit 17,680 francs environ de notre monnaie), est accordée par l'État aux bureaux de vaccination établis dans les communes d'Amsterdam, de Harlem, Utrecht, Arnheim, Middelbourg, Rotterdam, Bois-le-Duc, Maëstricht, ainsi qu'à deux parcs vaccinogènes, l'un à Groningue, l'autre à Lewarden; un troisième parc vaccinogène est en outre attaché à l'école vétérinaire de l'État à Utrecht.

Extrait de la loi du 4 décembre 1872,
portant des mesures contre les maladies contagieuses.

ART. 17. Ne sont pas admis dans les écoles les instituteurs, institutrices ou élèves qui, suivant une déclaration du médecin, n'ont pas été vaccinés avec succès une ou plusieurs fois, ou qui ont été atteints de la petite vérole naturelle.

La forme, le lieu et la manière de la remise, de la conservation et de la restitution de ces déclarations seront réglées par mesure générale administrative.

Art. 18. Dans chaque commune, l'occasion sera donnée, par les soins de l'administration communale, au moins une fois dans chaque trimestre, pour la vaccination et la revaccination gratuites. Cette occasion sera donnée au moins une fois par mois du moment que notre Ministre de l'intérieur aura porté à la connaissance publique que la petite vérole règne épidémiquement dans une certaine partie du royaume, et au moins une fois par semaine si la petite vérole règne dans la commune. L'époque et le lieu de la vaccination seront publiés par notification publique.

Annuellement, une somme sera portée au budget de l'État pour subvention aux frais des établissements destinés à favoriser la vaccine.

ITALIE.

Depuis 1859, le Gouvernement s'efforce de répandre la vaccination.

Projet en 1887 : la vaccination sera obligatoire dans la première et la dixième année.

Les frais de vaccination seront à la charge de la commune; ceux de conservation du vaccin à la charge du département.

ROUMANIE.

Loi roumaine.

Article premier. La vaccination est obligatoire pour toute la population.

Art. 2. Tous les enfants seront vaccinés dans le cours de la première année. Exception est faite pour les enfants malades ou maladifs, chez lesquels la vaccination est facultative.

Art. 3. La revaccination se fait à partir de l'âge de sept ans. En temps de variole et d'épidémie, la vaccination est obligatoire.

Art. 4. Pour la vaccination générale obligatoire, il est fixé tous les ans deux époques : l'une du 2 avril jusqu'au 30 juin et l'autre du 1" septembre au 30 novembre.

Art. 6. Les élèves des écoles publiques ou privées, des séminaires, des écoles professionnelles, les individus des monastères et des pénitenciers des deux sexes, des orphelinats et des établissements publics ou privés, très peuplés, seront soumis à la vaccination et à la revaccination obligatoires.

Art. 19. Les maires des communes urbaines et rurales doivent présenter une liste des nouveau-nés tous les ans.

Le maire est obligé de demander aux nouveaux venus dans la commune les certificats de vaccine de leurs enfants et, en cas de non-vaccination, de les inscrire sur la liste des enfants à vacciner dans le plus bref délai.

Art. 29. La vaccination générale obligatoire est faite sous la surveillance des préfets des départements, des maires des huit grandes villes et des conseils d'hygiène publique et de salubrité.

SERBIE.

Extrait de la loi du 30 mars 1881 sur l'organisation de l'administration sanitaire et d'hygiène publique.

IV. — *Mesures à prendre contre la variole.*

1° Les autorités locales dans toute l'étendue du pays doivent veiller à être immédiatement prévenues du moindre cas de variole.

2° Chaque médecin est tenu, dès qu'il a constaté un cas de variole dans sa clientèle, d'en prévenir sans retard l'autorité locale.

3° Si le cas se présente dans la place où réside le médecin, celui-ci doit immédiatement faire en sorte que le malade soit isolé autant que possible, qu'il soit mis hors du contact des autres locataires, que sa maison soit mise en interdit et désignée par une marque spéciale (ainsi qu'il sera prescrit par le Ministre de l'intérieur pour toutes les maisons où se trouveraient des malades atteints de diphtérie, de morbilles, de scarlatine, de typhus exanthématique); il doit veiller aussi à ce que la chambre du malade soit aérée jour et nuit, été comme hiver; le malade, en outre, doit être constamment isolé jusqu'à ce que sa maladie soit finie et jusqu'à ce qu'il ait pris un bain; ses vêtements et le linge de son lit doivent être trempés de nouveau dans l'eau bouillante.

S'il y a un hôpital dans la localité, le médecin doit veiller à ce que les variolés soient, le plus tôt possible, transportés dans la division séparée de l'hôpital, et prendre garde que la chambre et les vêtements du malade ne soient donnés à un autre, avant de les avoir complètement désinfectés lui-même.

Dans le cas où un malade atteint d'une des maladies ci-dessus désignées se serait servi d'une voiture publique, ou de toute autre voiture tapissée en dedans, cette voiture devra, immédiatement et avant que quelqu'un puisse l'employer, être désinfectée sous la surveillance de l'autorité de police sanitaire.

4° S'il n'y a pas de médecin dans la localité, l'autorité communale doit faire appeler immédiatement le médecin le plus proche et veiller, en attendant, à l'exécution des diverses mesures prescrites dans cet article.

5° Si les prescriptions de la présente loi n'étaient pas strictement exécutées, ce serait le médecin et l'agent spécial de la commune qui encourraient la plus grande responsabilité et s'exposeraient soit à une mesure disciplinaire, soit à une condamnation par jugement.

6° Pour mettre le pays mieux en garde encore contre le danger des varioles, et par suite de l'expérience déjà faite, et prouvant qu'une seule vaccination ne suffit pas à garantir l'homme pendant toute la vie, il est et reste ordonné :

a. Chaque enfant nouveau-né doit être vacciné entre le troisième et le douzième mois de sa naissance;

b. Chaque enfant qui aura terminé les cours de l'école primaire doit être revacciné, et mention doit en être faite dans le certificat de l'école;

c. Chaque conscrit de l'armée permanente ou de la milice nationale, dès

qu'il est appelé au corps, doit être revacciné, qu'il ait été ou non vacciné
avec succès dans son enfance;

d. Les frais de vaccination et de revaccination ne sont point à la charge
des particuliers. La dépense pour la première vaccination des enfants est payée
sur le fonds sanitaire national, à raison de 4o paras pour chaque enfant vacciné avec succès.

Une fois la vaccination achevée dans une commune, le médecin reçoit de la
mairie un certificat constatant le nombre des enfants vaccinés avec succès; il
est payé ensuite, d'après ce certificat, par le Ministre de l'intérieur.

La revaccination se fait gratuitement dans tout le pays.

Art. 21. 1° Aucun enfant, âgé de trois mois, ne peut être soustrait à la
vaccination, à moins qu'il ne soit malade le jour fixé pour l'opération; dans
ce cas, et pour cette fois seulement, il peut être exempté; mais le maire devra
s'assurer de la réalité de la maladie ou des motifs spéciaux qui auraient pu
empêcher l'enfant d'être apporté, et il en préviendra le médecin. Aussitôt ré-
tabli, ou dès que les empêchements en question auront disparu, l'enfant doit
être vacciné séparément.

2° Les parents qui fournissent la preuve que leur enfant a été vacciné par
le médecin de la maison ne sont pas tenus de porter leur enfant au jour fixé
dans le lieu de la vaccination.

3° Les personnes qui ont été, à trois reprises différentes, vaccinées sans résultat, et celles qui ont eu la variole, sont définitivement libérées de l'obligation de se faire vacciner.

4° La vaccination est faite, selon les localités, sous la surveillance du préfet du département et du médecin départemental, ou du chef de l'arrondissement et du médecin de l'arrondissement (à Belgrade, les opérations sont pré-
sidées par le préfet de la ville, assisté du médecin de la ville et des médecins
communaux). Dans cette circonstance, les préfets ont à s'occuper de la partie
administrative et de police, et les médecins de l'exécution technique.

5° Cette opération sera faite par les médecins compétents, dans l'ordre
réglé d'un commun accord avec l'autorité de police; celle-ci, de son côté,
communiquera huit jours d'avance l'ordre arrêté aux autorités communales.
C'est la mairie qui désigne dans la commune le lieu où doit se faire la vaccination.

6° Le maire de la commune et le curé de la paroisse sont chargés de dresser
chaque année, au mois de janvier, la liste de tous les enfants nés dans la commune durant l'année écoulée, ainsi que la liste des enfants morts avant une
année révolue; si pendant ce temps quelqu'un s'établissait dans la commune
avec un enfant non vacciné, cet enfant doit également être porté sur la liste.

Le maire de la commune est tenu d'envoyer cette liste à l'autorité de police, avant le 15 mars au plus tard. — Sur cette liste seront portés le nom et
le prénom de l'enfant, ainsi que le nom et le prénom des parents.

7° Une fois la vaccination achevée, la visite des vaccinés (huit jours plus
tard) faite, les certificats de vaccination délivrés, le médecin doit faire par-
venir toutes ces listes, accompagnées d'un rapport sur les résultats obtenus,
à son autorité supérieure.

8° Les maires des communes doivent, les jours fixés, assister tant à la vaccination elle-même qu'à la visite qui a lieu huit jours après; ils doivent veiller à ce que les enfants à vacciner ou à visiter, à la suite de l'opération, soient tous apportés au jour fixé.

S'ils rencontrent de l'obstination chez des parents, ils doivent leur montrer les conséquences qu'aurait la non-vaccination de leur enfant; dans le cas où malgré ces avis les parents ne consentiraient pas à laisser vacciner leurs enfants, l'autorité communale condamnera le chef de la famille, pour une première fois, à une amende qui peut être de 5 à 10 dinars au profit de la caisse communale, et avec l'obligation d'apporter l'enfant au médecin chargé de la vaccination; la seconde fois, il sera infligé une amende double; enfin, s'il survenait que l'enfant non vacciné tombât malade de la variole, et que par suite il devînt une cause d'épidémie dans la commune, le chef de la famille sera condamné, au profit de la caisse communale, à une amende qui pourra s'élever jusqu'à la somme de 100 dinars.

Dès qu'on aura constaté dans une commune des cas de variole ayant un caractère d'épidémie, l'autorité de police ordonnera immédiatement une vaccination extraordinaire de tous les habitants de cette commune, qu'ils aient été ou non déjà vaccinés. Cette revaccination sera gratuite, et les communes ne donneront, dans ce cas, au médecin que les moyens de transport et des frais de nourriture.

9° Une fois la vaccination terminée dans le département, ou à Belgrade, le préfet soit du département, soit de la ville, adressera au Ministre de l'intérieur un rapport dans lequel il mentionnera la façon dont a été faite la vaccination, ainsi que la conduite tenue, dans cette circonstance, par les maires et les médecins; il dressera un tableau comparatif des gens vaccinés avec ou sans succès dans le courant de l'année et de ceux vaccinés l'année précédente. — Les préfets départementaux, le préfet de la ville de Belgrade et celui de Maidanpek, que la loi rend responsables de l'exécution des règlements relatifs à la vaccination, ne manqueront pas de forcer, s'ils y sont obligés, les autorités locales, même sous la menace de peines disciplinaires, à exécuter ponctuellement toutes les mesures prescrites par la présente loi. S'il y avait légèreté ou insouciance de la part des médecins délégués pour la vaccination, le Ministre de l'intérieur devrait en être immédiatement prévenu et il aviserait.

S'il arrivait que quelque médecin fût assez peu soigneux pour inoculer du virus pris sur un enfant atteint de syphilis, et que par suite il eût communiqué la maladie à un autre enfant, ce médecin serait immédiatement déféré au tribunal disciplinaire, s'il était au service de l'État; il se verrait retirer son emploi, s'il était au service de la commune, et enfin il perdrait l'autorisation d'exercer, s'il était médecin privé.

C'est au Conseil général à décider s'il y a ou non délit.

10° Chaque année, après la vaccination des conscrits de l'armée permanente et de la milice nationale, le Ministre de la guerre fera transmettre une copie du rapport général relatif à l'affaire au Ministre de l'intérieur.

11° Quiconque détruira sur le bras d'un enfant l'inoculation sera condamné, au profit de la caisse de la commune, à une amende qui peut être de 5 à 10 dinars.

12° Quiconque refusera de laisser prendre sur le bras de son enfant du virus destiné à vacciner d'autres enfants, payera une amende de 10 dinars au profit de la caisse de la commune; par contre, l'enfant dont on aura tiré le virus recevra sur la caisse de la commune une somme de 3 dinars à titre d'indemnité.

Le médecin qui prendrait en trop grande quantité du virus sur un enfant, et qui, par suite, causerait quelque dommage à la santé de cet enfant, serait puni disciplinairement; il doit en effet prendre du virus en proportion de chacun des enfants apportés.

13° Chaque année, la vaccination doit être commencée dans tous les pays le 1er mai, et terminée le 30 septembre.

Les médecins chargés du soin de vacciner ne recevront de division de santé au Ministère de l'intérieur que le virus nécessaire pour commencer la vaccination dans les localités mêmes où ils résident, car la vaccination générale et publique doit se faire de bras en bras, c'est-à-dire en prenant du virus d'un enfant pour l'inoculer à un autre.

Le virus ne doit être pris ni sur un enfant au-dessus de dix ans, ni sur une personne qui a été revaccinée.

14° Si le nouveau système de vaccination au moyen de la lymphe animalisée qu'on multiplie sur les veaux, était suffisamment expérimenté dans les pays étrangers, et qu'il fût reconnu comme supérieur à l'ancien et plus sûr, le Ministre de l'intérieur est autorisé par la présente loi à l'introduire en Serbie.

15° Toutes les prescriptions législatives ou administratives, relatives à la vaccination, en vigueur jusqu'à ce jour (voir le *Recueil sanitaire* t. 1, p. 219-254) et non abrogées par la présente loi, continuent à être en vigueur [1].

SUÈDE ET NORWÈGE.

Les médecins de districts sont chargés du contrôle de la vaccination dans l'étendue de leurs ressorts respectifs. Toute autre personne ayant pratiqué la vaccination doit leur donner avis des opérations et des résultats obtenus.

Entre le 7e et le 9e jour qui suivent l'opération, les médecins, chirurgiens ou autres personnes ayant pratiqué la vaccination devront délivrer aux personnes vaccinées un certificat dont l'Administration fournit le modèle, et inscrire dans un registre *ad hoc* les noms de celles sur lesquelles l'opération aura pleinement réussi. Ce registre sera communiqué, sur leur demande, à tout médecin ou autre s'occupant de vaccination.

Les directeurs de tous établissements d'enseignement, les écoles primaires exceptées, devront, sous leur responsabilité personnelle, s'assurer que leurs élèves à leur entrée ont été vaccinés ou ont eu la petite vérole.

Pareille obligation est imposée aux maîtres de corporations et chefs de métiers vis-à-vis des compagnons et apprentis, aux directeurs et administrateurs d'établissements de bienfaisance à l'égard des personnes qu'ils soutiennent.

[1] Les dispositions visées dans cet article n'ajoutent rien à celles contenues dans le présent chapitre, au point de vue réglementaire. Elles renferment seulement une description médicale de la variole. (*Note de la Légation de France à Belgrade.*)

Tout individu appelé à faire service dans l'armée de terre ou de mer, qui ne peut représenter le certificat de vaccine mentionné plus haut ou montrer des traces non méconnaissables de petite vérole, doit se faire vacciner aussitôt après son entrée au service.

Il est interdit aux prêtres de procéder à la confirmation (acte religieux prescrit par la loi et célébré généralement entre la quinzième et la seizième année des jeunes gens des deux sexes) et de célébrer le mariage de personnes qui n'ont pas produit ledit certificat de vaccination.

Lorsque la petite vérole ou la petite vérole volante ont fait leur apparition dans une ou plusieurs villes du Royaume, tous les habitants non vaccinés doivent sans retard se soumettre à cette opération.

Pour les communes moins importantes, cette obligation sera restreinte aux habitants de toute maison où l'épidémie se sera déclarée.

Toute personne n'exerçant pas la profession de médecin et qui désire pratiquer la vaccination doit donner les preuves de son aptitude et obtenir l'autorisation du directeur de l'Administration médicale.

Les médecins chargés du contrôle de la vaccination n'inscriront nominalement dans les registres spéciaux que les personnes qu'ils ont vaccinées eux-mêmes; à l'égard des autres, ils n'ont qu'à mentionner le nombre et le sexe ainsi que le nom de celui qui a pratiqué l'opération.

Tous registres de vaccination tenus par d'autres personnes que les médecins de districts sont, une fois clos et arrêtés, envoyés à ceux-ci pour être conservés dans leurs archives.

Lorsque la vaccination a été faite gratuitement, aux frais de l'Administration, la personne vaccinée peut être obligée à se présenter devant le médecin et celui-ci a le droit de lui prendre du vaccin s'il le juge propre à une nouvelle inoculation; ni la personne vaccinée ni ses parents n'ont le droit de s'y refuser.

A l'égard des frais de voyage et de séjour des médecins et autres personnes en tournée de vaccination, les autorités locales peuvent, en raison des grandes distances, les couvrir par une augmentation du salaire légal pour chaque opération. Les communes urbaines feront face elles-mêmes aux frais des vaccinations y opérées.

La revaccination obligatoire n'existe pas en Norvège.

A l'égard des frais supportés par les communes pour faciliter la vaccination, il est impossible d'en préciser le montant. L'État alloue une somme de 1,500 couronnes (un peu plus de 2,000 francs) par an pour le recueil du vaccin et sa distribution parmi les médecins et aides-vaccinateurs.

SUISSE.

En Suisse le projet de loi fédéral fixant la législation qui réglemente la vaccination avait été soumis au *referendum*, il n'a pas reçu la sanction populaire et il n'existe en Suisse qu'une série de lois et d'ordonnances qui régissent la matière dans les différents cantons.

Voici, sous forme de tableau, l'état actuel de ces divers cantons au point de vue de la législation, et au point de vue *a* des dépenses et *b* de la nature du vaccin employé.

La vaccination est obligatoire dans les cantons de Berne (7 novembre 1849), de Vaud (13 mars 1886), de Fribourg (14 mai 1872) [revaccination obligatoire à 15 ans], de Neuchâtel (19 octobre 1885), de Obwalder (24 novembre 1849), de Schwyz (17 octobre 1849), de Zug (22 avril 1887), des Grisons (1866) [revaccination obligatoire, hommes 17 à 19 ans, femme 14 à 16 ans], du Valais (1886), de l'Argovie (1818), de Bâle campagne (1865), de Soleure (1834).

La vaccination n'est pas obligatoire dans les cantons de Zurich, Lucerne, Saint-Gall, Appenzell, Glaris, Thurgovie.

CANTONS.	FRAIS.		OBSERVATIONS.
	fr.	c.	
1. Zurich, 1886..............	7,574	25	
2. Berne, 1887..............	4,342	60	Y compris 3,300 francs pour vaccin de Lancy.
3. Lucerne, 1887..............	1,248	32	En moyenne 1,500 francs par an.
4. Uri..................	//		N'a aucune prescription.
5. Schwyz..............	3,000	00	3,000 et 4,000 francs par an. — La vaccination est obligatoire d'après la loi. Vaccin de Lancy.
6. Obwalden..............	//		Même observation que pour Schwyz.
7. Nidwalden..............	//		
8. Glaris..................	//		Obligation supprimée.
9. Zoug, 1887........ environ	400	00	Vaccin de Lancy.
10. Fribourg.......... environ	5,000	00	Par an. — Vaccin de Lancy.
11. Soleure......	1,700	00	
12. Bâle (Ville)..............	//		Lois, etc. sur la vaccination abrogées ensuite du rejet de la loi fédérale de 1882 par le peuple. — Obligation donc supprimée.
13. Bâle (Campagne)..........	250	00	Vaccination gratuite. — Obligation difficile à faire observer.
14. Schaffhouse..............	//		Prescriptions abrogées en 1883.
15. Appenzell (Rh. ext.)........	1,089	82	Vaccin de Lancy.
16. Appenzell (Rh. int.)........	//		Prescription unique. Pour être admis à fréquenter les écoles, chaque enfant doit produire un certificat de vaccination.
17. Saint-Gall..............	2,825	32	
	258	65	Police de variole.
18. Grisons..............	1,200	00	
19. Argovie..............	2,000	00	Vaccin de Lancy ; résultats excellents.
20. Thurgovie..............	3,000	00	Dont 1,000 à Lancy, suivant convention.
21. Tessin..............	10,000	00	Dont 1,000 pour vaccin. Vaccination obligatoire, revaccination facultative.
22. Vaud..............	12,000	00	Dont 2,400 à Lancy, en échange de vaccin. Vaccination obligatoire.
23. Valais..............	900	00	Vaccination obligatoire.
24. Neuchâtel..............	1,600	00	Vaccin de Lancy.
25. Genève..............	2,500	00	Vaccin de Lancy. Vaccination facultative.

TURQUIE.

D'après les renseignements que le docteur Mahé, délégué français au Conseil international de santé, a recueillis auprès des autorités compétentes aucune disposition législative ne réglemente la vaccination dans l'Empire ottoman. Un décret aurait été, dit-on, promulgué à ce sujet sous le règne du sultan Mahmoud. Mais si cet acte a réellement existé, il ne semble pas que ses prescriptions aient jamais été appliquées, et dans tous les cas, il n'en est aucunement question aujourd'hui.

A Constantinople, comme dans les provinces de l'Empire, la vaccination est considérée par le Gouvernement comme un simple détail de la pratique médicale; aussi ne fait-elle l'objet d'aucune mesure spéciale de la part des autorités ottomanes.

Qand il se manifeste en Turquie des épidémies de variole, ce qui d'ailleurs est assez fréquent, on ordonne quelquefois aux médecins de la police et de la municipalité de pratiquer la vaccination; mais ces ordres ou invitations restent généralement sans effet, les médecins étant peu disposés à répandre la vaccine parmi des populations qui sont le plus souvent réfractaires à des pratiques de ce genre.

Les Turcs se montrent en général opposés à la vaccination, soit à cause de leurs préjugés religieux, soit par suite de leur indifférence ou de leur incrédulité dans la valeur de ce moyen de préservation. Aussi le sultan actuel serait-il vraisemblablement peu disposé à rendre obligatoire une mesure dont il sait que l'application rencontrerait les plus grandes difficultés.

Les médecins de l'administration sanitaire sont souvent invités par celle-ci à répandre la vaccine parmi les popul tions de leurs résidences. Beaucoup d'entre eux se prêtent à ce service; mais ces dispositions isolées sont loin de constituer une institution publique de vaccination. On en peut dire autant des efforts tentés, dans le même but, par quelques gouverneurs de province et qui n'ont donné que des résultats partiels et fort incomplets.

Enfin il existe bien, à Constantinople, une commission sanitaire dite Conseil médical spécial, qui dépend du Ministère de l'intérieur et qui est chargée de s'occuper des questions d'hygiène générale de l'Empire. Mais cette commission se borne presque toujours à discuter sans arriver à des conclusions pratiques.

En résumé, il n'existe aucune loi, aucune disposition réglementaire, aucune ressource pécuniaire tendant à assurer le service public de la vaccination, dans l'Empire ottoman.

AMÉRIQUE.

ÉTATS-UNIS.

Il n'existe aucune loi rendant obligatoire la vaccination aux États-Unis. La vaccination des enfants en bas âge est entrée à tel point dans les mœurs américaines, que le besoin ne s'est jamais fait sentir de l'imposer aux populations au moyen d'une loi. L'admissibilité des enfants aux écoles publiques n'est obtenue toutefois que sur la déclaration des parents que leurs enfants ont été vaccinés. En cas d'épidémie, les «boards of health» locaux peuvent décréter la fermeture des écoles et la revaccination des élèves.

Dans les armées de terre et de mer des États-Unis, la revaccination des recrues est prescrite par les règlements.

RÉPUBLIQUE ARGENTINE.

Aucune loi ne rend la vaccine obligatoire sur tout le territoire de la République argentine. Seule, la municipalité de Buenos-Ayres a imposé cette mesure dans cette ville par ordonnances du Conseil délibérant des 5 et 7 janvier 1887.

Un règlement, en date du 28 juin de la même année, a désigné un certain nombre de médecins pour vacciner gratuitement dans les écoles et à domicile pendant un mois aux appointements de 100 ps. chacun.

L'ordonnance du 7 janvier 1887 est ainsi conçue :

Art. 1. A partir du 9 janvier 1887, la Direction de l'Assemblée publique procédera à la vaccination et à la revaccination des habitants de conventillos et maisons de location.

Art. 2. L'opération s'effectuera de la manière suivante : pour la vaccination, sur la partie externe du tiers inférieur du bras, et pour la revaccination, sur la partie interne du même bras.

Art. 3. Afin de donner suite aux dispositions précitées, le médecin municipal de chaque section de la capitale, accompagné de cinq docteurs pratiquants de vaccine, de l'inspecteur municipal et des agents de police de son commissariat respectif, se transportera en personne dans chaque maison de location et procédera à la vaccination à l'heure et dans la forme qu'il jugera les plus favorables.

Art. 4. Chaque médecin de section tiendra un registre établissant le nom du vacciné ou revacciné, son état, profession, domicile, nationalité et autres détails qui pourraient être intéressants en la matière.

Art. 5. La Direction de l'Assemblée publique fera en même temps vacciner et revacciner toute personne entrant dans un des hôpitaux de la municipalité, pourvu que le caractère des maladies qui motivent leur admission ne mette pas obstacle à cette opération.

Art. 6. Une note sera adressée au Ministre de l'intérieur pour le prier de veiller à la vaccination et à la revaccination des personnes dépendant de son administration, au Ministre des relations extérieures pour qu'il en agisse de même avec les immigrants aussitôt qu'ils arriveront à l'asile qui leur est destiné, et à MM. les Ministres de la justice et de la guerre et marine pour qu'ils adoptent la même mesure dans les établissements placés sous leur juridiction.

Art. 7. Pour arriver à un résultat plus rapide et plus efficace, l'opération commencera dans les 8e, 9e, 10e, 11e, 15e et 16e sections et aura lieu ensuite dans les autres.

Art. 8. L'administration adjoindra à cet effet aux médecins actuellement dans l'exercice de leurs fonctions, cinq pratiquants de son administration pour le temps qu'elle jugera convenable.

Art. 9. Une note sera adressée au chef de la police pour que, conformément à ce qui a été convenu dans son entrevue avec l'intendant municipal, il prête le concours de la force publique aux médecins de section dans le cas où ils en auraient besoin.

Art. 10. L'assistance publique est autorisée à prendre les mesures qui lui paraîtraient nécessaires à l'exécution des dispositions précitées.

15,368 personnes ont été vaccinées de mai à décembre 1887. Dans les écoles, pendant le mois d'août 1887, époque à laquelle il a été procédé à la vaccination, plus de 9,000 enfants ont été inoculés par les soins de l'administration.

Pour 1888, les statistiques donnent les chiffres suivants de vaccinés et revaccinés dans les garnis (conventillos) de Buenos-Ayres : 3,558 revaccinés, 1,904 vaccinés, ce qui représente un total de 5,472.

VÉNÉZUÉLA.

Aucune loi n'a encore été promulguée en ce pays au sujet de la vaccination ni de la revaccination obligatoire. La matière a été seulement réglée par un arrêté pris le 14 avril 1880 par le Gouverneur du district fédéral, arrêté dont les effets ont été rendus applicables à tous les états et territoires. Nous donnons ci-joint la traduction dudit arrêté.

Dans le courant de l'année dernière, une épidémie de petite vérole ayant éclaté dans les Antilles et dans l'isthme de Panama, le Ministre des relations intérieures prescrivit, par une circulaire adressée aux présidents des divers états, la stricte application des mesures antérieurement prises pour assurer la vaccination de tous les citoyens vénézuéliens.

Arrêté du 14 avril 1880 relatif à la vaccination obligatoire dans le district fédéral.
(Inséré dans le Mémoire du district fédéral pour l'année 1881.)

En vertu des pouvoirs qui lui ont été conférés par le titre III, art. 10, n° 16 [1], du décret organique du district fédéral, rendu le 27 mai 1879 par l'illustre Américain, pacificateur, régénérateur du Vénézuéla et président de la République,

Le Gouverneur du district fédéral arrête :

Art. 1. L'inoculation de la vaccine est obligatoire dans toutes les paroisses des départements qui composent le district fédéral.

Art. 2. Afin d'assurer la stricte exécution de l'article précédent, les préfets procéderont, dans les huit jours de la publication du présent arrêté, par l'intermédiaire de leurs agents respectifs, à la recherche des personnes qui n'auraient pas été vaccinées, pour les prévenir de l'obligation où elles se trouvent

____

[1] Titre III, art. 10. Les attributions du Gouverneur du District fédéral sont : .... 16° Prendre les mesures nécessaires à la conservation et à la propagation du vaccin et au maintien de la santé publique.........

de le faire, ainsi que les familles de ceux qui auraient été ou non déjà vaccinés. Il sera appliqué aux contrevenants une amende déterminée par le Gouvernement.

ART. 3. Il sera nommé par arrêté spécial un médecin conservateur du virus dans chaque département; seront nommés de même ceux qui devront l'inoculer dans les diverses paroisses; ce pourquoi les conseils sanitaires et la faculté de médecine prêteront leur concours dans la limite de leurs attributions déterminées par la loi.

ART. 4. C'est au médecin conservateur de chaque département qu'est confié le soin de procéder aux premières inoculations qui seront effectuées et de répartir convenablement le vaccin entre les médecins des paroisses en leur remettant les instructions nécessaires; enfin de se procurer la plus grande quantité possible de vaccin afin d'en activer la propagation, et cela d'accord avec les préceptes de la science.

ART. 5. A partir du 20 de ce mois, à 1 heure après midi, il sera procédé par les médecins dont il est parlé dans l'article 3 à l'inoculation de la vaccine dans le local de la Jetatura civil de chaque paroisse, et ce en présence du chef civil qui prendra les noms des personnes inoculées — enfants ou adultes — et en enverra les listes à la préfecture dont il relève. Celle-ci les remettra au secrétariat du Gouvernement, qui les fera figurer dans les documents de statistique générale du district. Il en sera de même les jours suivants, jusqu'à la complète propagation du vaccin parmi les habitants des trois départements.

ART. 6. Que le présent arrêté soit publié et que les diligences nécessaires soient faites dans ce but.

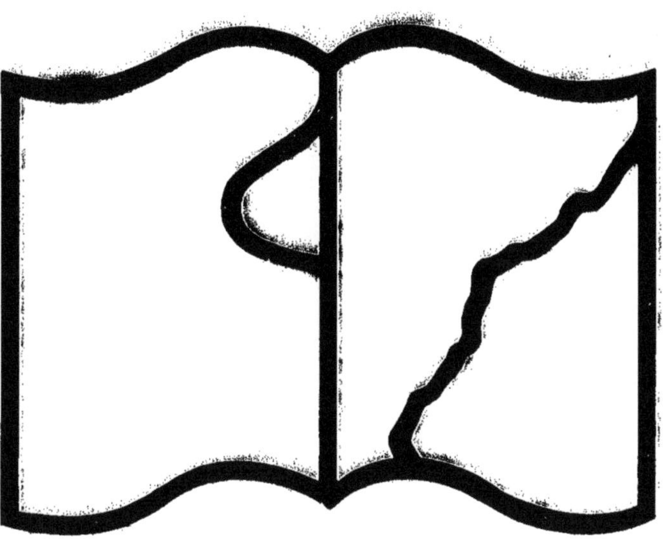

Texte détérioré — reliure défectueuse

NF Z 43-120-11

www.ingramcontent.com/pod-product-compliance
Ingram Content Group UK Ltd.
Pitfield, Milton Keynes, MK11 3LW, UK
UKHW020312130726
13696UKWH00003B/1013